看護管理者のための
コーチング実践ガイド

臨床を動かすリーダーシップ

〈編集〉
出江紳一・坪田康佑
〈編集アドバイザー〉
桜井一紀・竹内千恵子

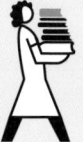 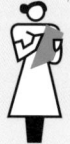 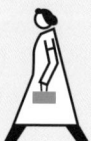

医歯薬出版株式会社

●編集

出江　紳一　東北大学大学院医工学研究科医工学専攻教授
坪田　康佑　栃木県どこでも訪問看護ステーション田野代表取締役

●編集アドバイザー

桜井　一紀　株式会社コーチ・エィ専務取締役
竹内　千惠子　東京医科大学医学部看護学科教授

●執筆（執筆順）

出江　紳一　編集に同じ
竹内　千惠子　編集アドバイザーに同じ
坪田　康佑　編集に同じ
岡本　智子　東北大学病院栄養管理室室長・栄養サポートセンター副センター長
岡林　純賀子　高知県・竹下病院看護部長
河井　葉純　一般社団法人日本看護コーチ協会副代表理事

This book was originally published in Japanese
under the title of :

KANGO-KANRISHA-NO TAME-NO KŌCHINGU JISSEN GAIDO
(Practical Guidebook of Coaching for Nurse Administrators)

Editors :

IZUMI, Shinichi
　Professor, Graduate School of Biomedical Engineering, Tohoku University
TSUBOTA, Kousuke
　Docodemo Home-visit Nursing Dispatch Center

© 2013 1st ed.
ISHIYAKU PUBLISHERS, INC.
　7-10, Honkomagome 1 chome, Bunkyo-ku,
　Tokyo 113-8612, Japan

序

　本書は，コーチングのエビデンスの構築に10年間にわたって取り組んできた私たちの研究の成果を，看護管理に活用していただきたいとの願いから企画されました．

　コーチングによるコミュニケーションには，①自由に話をする，②新しい視点に気づく，③新たに行動を開始し継続する，という3つの機能があると私たちは考えています．コーチングのさまざまなスキルや活用場面を，この3つの機能を軸に整理したことが，本書の特徴の1つです．「コーチングがうまくいかない」というとき，コーチングという道具を，その機能に合うように使っていないのではないか，と疑ってみるとよいでしょう．

　本書の第2の特徴は，読みやすく充実した事例編があることです．コーチングの進めかたや会話のスキルだけでなく，看護管理者がコーチングを活用して何を達成しようとしているのか，その目的に注意を払って読むことで，読者の抱えている課題に応用するイメージをもつことができると思います．

　そして，本書の第3の特徴は，病院組織のマネジメントに取り組んできた看護師，自分の仕事とのかかわりで看護師を巻き込むマネジメントを実践してきた管理栄養士，そしてコーチングの教育・研究を行ってきた者が協働した成果である点です．

　読者がこの活動に共感してくださり，独自の成功事例を生んでくださることを強く願っています．

2013年7月

出江　紳一

目次

第1章 医療経営を取りまく環境の変化と看護管理者に求められるマネジメント能力

チーム医療におけるコーチングの活用とマネジメント　　出江紳一　2
1. なぜチーム医療にコーチングなのか　2
2. コーチングとは何か　4
3. 医療組織にコーチングを導入する　7

看護師長のコーチングとマネジメント　　竹内千惠子　15
1. 看護管理とコーチングの可能性　15
2. 看護管理とコーチングの活用　18
3. コーチングの導入と定着への試み　21
4. まとめ　25

病院経営とコーチング　　坪田康佑　26
1. 病院経営における看護師の役割の変化　26
2. ナイチンゲールと病院経営　27
3. 人材の確保と病院経営　28
4. 人材の確保とコーチング　29
5. チーム医療と保険加算　31
6. チーム医療にコーチング　32
7. 医療−介護連携と病院経営　33
8. まとめ　35

第2章 自分と相手のタイプを知る

タイプ分けのスキル　　出江紳一　40
1. タイプ分けのスキルとは　40
2. マネジメントにタイプ分けのスキルを使う　42

第3章

身につけておくべきスキル
（コーチングスキルトレーニング） 57

コーチングフロー　　出江紳一　　58
1 コーチングフローとは　58
2 コーチングフローの目的　59
3 コーチングフローの使いかた　60
4 コーチングの機能とコーチングフロー　65

会話のスキル　　出江紳一　　67
1 ステップ1：会話のセットアップ　67
2 ステップ2：扱う目標の明確化／ステップ3：現状の明確化　68
3 ステップ4：望ましい状態の明確化／ステップ5：ギャップの明確化　69
4 ステップ6：具体的な行動の決定　70
5 ステップ7：会話のまとめ　71
6 ステップ8：フォローの決定　72

第4章

病院組織のマネジメントを有効に行う 73

病院組織のマネジメント　　岡本智子　　74
1 病院組織の特徴とマネジメントの役割　74
2 組織を動かす2つのリーダーシップ　75
3 コーチ型リーダーシップの活用　76
4 院内ウェブツールの活用　80
5 ミーティングをマネジメントする　84
6 教育的支援がもたらす組織の活性化　88

---

column		
アカンタビリティ（accountability）　出江紳一		14
聴くことを学んだ一冊の本　出江紳一		56
批判する人と学ぶ人　河井葉純		120
ビリーフ（belief）　河井葉純		128

第5章 事例で学ぶコーチングマネジメントの実際　91

事例1 メンタルマネジメントに活かすコーチング
　　　　　─パワハラ予防の体験型コーチング研修の実際　岡林純賀子　92
　1　パワハラとメンタルヘルスケア　92
　2　現場の声から企画した院内研修　94
　3　メディカルコーチを育てる　101

事例2 院内の委員会がうまく機能していない　河井葉純　106
　場面1　最初の会話　107
　場面2　2日後の会話　109
　場面3　会議の翌日の会話　111
　3回のセッションの振り返り　113

事例3 部署内のチームワークが悪い　河井葉純　114
　場面1　導入　115
　場面2　個人面談　116
　場面3　個人面談の2週間後　117
　3回のセッションの振り返り　119

事例4 言いわけが多いベテラン看護師　河井葉純　121
　場面1　外来終了後　122
　場面2　翌日　124
　場面3　1か月後　126
　3回のセッションの振り返り　127

事例5 "燃え尽き"を感じている看護師長　河井葉純　129
　場面1　ある日の午後　130
　場面2　2週間後　131
　場面3　1週間後　134
　3回のセッションの振り返り　136
　視点を変える質問について　137
　どのようなときに視点を変える質問をするか？　138

本書に出てくる略語　37
本書に出てくるカタカナ語　38
索引　139

編集協力：新居功三
表紙・カバーデザイン：小島トシノブ（NON design）
本文イラストレーション：櫻田耕司
DTP制作：レディバード

第1章

医療経営を取りまく環境の変化と看護管理者に求められるマネジメント能力

- チーム医療におけるコーチングの活用とマネジメント…2
- 看護師長のコーチングとマネジメント…15
- 病院経営とコーチング…26

コーチングとは何か，医療経営におけるコーチングの意味など基本を押さえながら，医療現場でのコーチングとマネジメントを学ぶ．

チーム医療における
コーチングの活用と
マネジメント

1 なぜチーム医療にコーチングなのか

▶チーム医療の構図

　医療はさまざまな専門的技能をもつ集団の共同作業である．医師，看護師，臨床検査や放射線の技師，リハビリテーションの療法士，薬剤師，管理栄養士，臨床工学士，医療ソーシャルワーカーなどの直接診療にかかわる職員と，救命救急士，義肢装具士など病院の外部の医療職，そして医事・経理・経営・総務などの事務職員や診療情報管理士，さらに製薬企業や医療機器企業の職員など診療を支える人々が連携し，時には患者やその家族など当事者も参加して営まれる．

　図1-**a**はチーム医療の模式図である．患者をさまざまな職種がつながって囲んでいる．この図の意味は「患者の治療」という目的を共有した「多職種の協働」である．協働に必要な職種間の連携を強調したのが図1-**b**である．しかし現実の患者は，最初からこの中心にいるのではなく，職種間の連携が患者なしに存在することもない．そのため，図1-**c**はあり得ない．また診療するのは職種ではなく人である．実際には，医療施設の中にさまざまなチームが，ゆるやかな結合で活動しており，患者をすみやかに，かつやさしく受け入れて，患者と各チームからなる強固な複合体を形成する（図1-**d**）．

▶組織を活性化するリーダーシップ

　このプロセスに必要なのは，日ごろから豊富で質の高いコミュニケーションを交わしている組織風土とマネジメントである．マネジメントにより仕組

図1　チーム医療の概念
硬直した分業ではなく，マネジメントとコミュニケーションが，多様な状況にやさしく対応する組織をつくる．

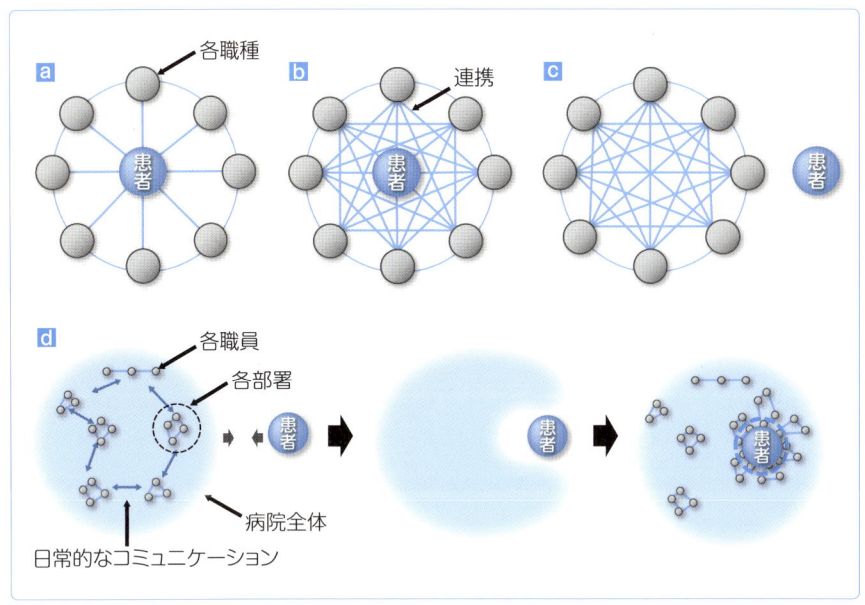

みがつくられ，コミュニケーションがその仕組みを機能させる．そして，この2つを創出するのは，組織（チーム）を活性化させ続けるリーダーシップである．

　読者は，すでにリーダー的立場にあり，日々人材育成や，病院の目標達成に向けて奮闘されていることだろう．結論からいうと，組織を活性化し続けるリーダーシップは身につけるものではなく，そのように「ある」ことだと筆者は考えている．今リーダーシップを発揮できていたとしても，明日からしなければ終わりである．「身につけていた」としても，使わずにいるか，組織のメンバーからそう見えなければ，ないのと同じであろう．では，どうすればリーダーシップを実践できるようになるだろうか．

▶コーチングでリーダーシップを学ぶ

　何かを学ぶときには，他人を模倣するとよい．「コーチング」は，他人をう

まくいかせることに長けた人々のコミュニケーションの仕方を抽出して体系化したものである．そこで，組織をリードする立場にある人がコーチングを使い，構成メンバーをうまくいかせる過程を通してリーダーシップを学ぶことを提案したい．

　筆者は10年前に東北大学の教授となった．教授選考に応募すると決めてからプロのコーチと契約した．コーチングのセッションを通してビジョンを明確にしたことは，研究室を主宰することになった後も役に立ったと思っている．短期間に新しい環境に順応し，対処不能に見える問題に解決する糸口を見つけ，あるいは協力者の支援を引き出すことができたのは，コーチのお陰と感謝している．

　個人的な体験を超えて，コーチングはどのような状況で有効なのか，なぜ有効なのか，という疑問はそのまま研究課題となり，10年間取り組んできた．研究のための研究ではなく，診療や教育と密着した形で進められたのは，そもそもコーチングがリアルなコミュニケーションだからだろう．

　診療や教育でコーチングが適切に活用されるには「エビデンス」(根拠)が必要である．ここでは，患者にコーチングを行った研究，医療従事者にコーチングの研修を行った研究，大学教員を対象としたコーチング研修の経験を紹介し，チーム医療にコーチングを活用する意義と注意点を述べたい．

2　コーチングとは何か

　コーチングとは，一言でいうと「相手をうまくいかせるコミュニケーション」である．少し固くいうと「相手の目標実現に向けて，必要な能力や道具・手段を自ら備えさせるよう，自発的な行動を促進するコミュニケーション」と定義される．その特徴は，①双方向性，②継続性，③個別性[1]である．

　以下に医師であり大学教員でもある筆者が，コーチングのこれらの特徴を体験的にどのように理解しているかを述べる．どうか看護管理の場面と関連づけていただきたい．

図2 コミュニケーションの分類
相手へのかかわりかた(縦軸)と扱われる内容(横軸)

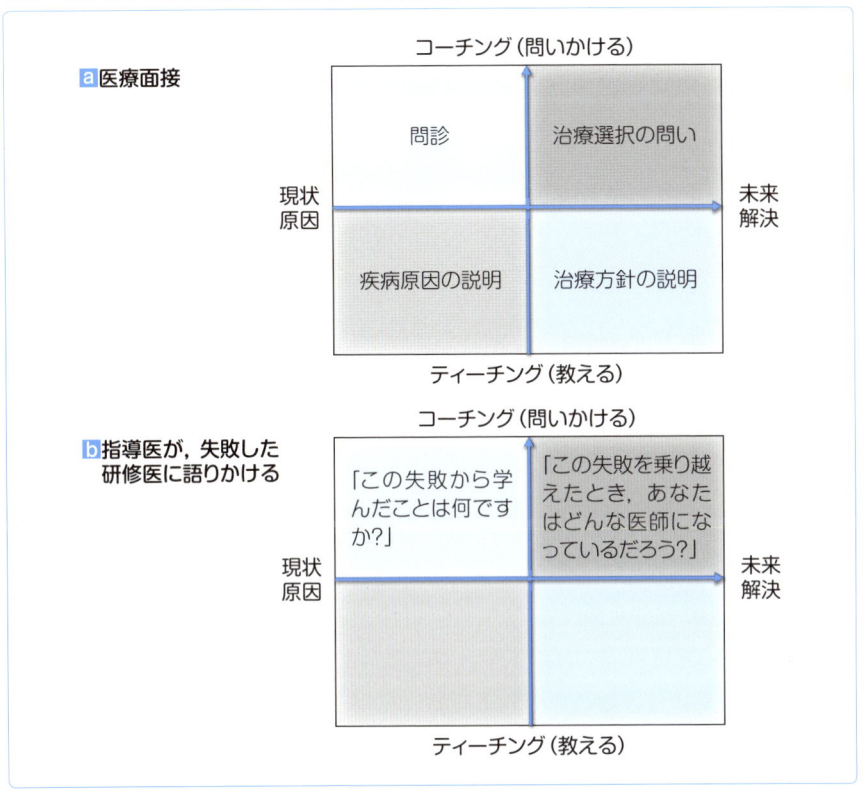

(出典　伊藤守：コーチング―「教える」という立場から「自発的行動を促す」という立場へ．難病患者を支えるコーチングサポートの実際(安藤潔，柳澤厚生編), pp.37-49, 真興交易医書, 2002)

▶双方向性

　第1の双方向性では，コーチとクライアント(コーチされる側)とは対等である．図2に相手へのかかわりかたと扱われる内容によるコミュニケーションの分類を示す．

　医療面接の場では，診断するために医師は患者に問診し，診断結果と治療方針を伝える．あるいは疾病の原因をくわしく伝えることもあるだろう．さらに治療方法の選択肢から何を選ぶのかを問うこともある(図2-a)．この中で，対等性がもっとも前面に出るのが"未来に向けて問いかける"場合であ

る．医師は患者の価値観を尊重し，医師と患者の双方が，治療選択という問いを共有することになる．

　指導医が失敗した研修医に語りかける場面では，失敗の原因を指摘することもできるし，これからどうするべきかを教えることもできる．あるいは「この失敗から学んだことは何ですか？」と問うこともできる．しかし研修医の能動性をもっとも引き出すのは「この失敗を乗り越えたとき，あなたはどんな医師になっているだろう？」という問いだろう（**図2-b**）．この問いを共有する場面で，指導医と研修医とは対等である．問いの共有，特に未来に向かう問いを共有することは，双方向で対等なコミュニケーションをつくり出す有効な方法である．

▶継続性

　第2の継続性は，文字通りフォローアップすることである．筆者は2008年から東北大学医学部教員研修でコーチングを教えている．2009年からはコーチ型教員の特性を**表1**の12項目で評価してきた（自己評価による得点）．

表1　コーチ型教員行動特性の評価尺度

ア）	学生の話をよく聞いている
イ）	学生が話しやすくなるような言動をとっている
ウ）	学生には詰問でなく，自由に安心して答えられる質問をしている
エ）	学生が自立して学習できるようにしている
オ）	学生が理解しやすい内容で伝えている
カ）	学生の考えなどを尊重し，承認している
キ）	教育職としての自分の外見に気を配っている（視線，声のトーン，姿勢，人との距離など）
ク）	学生からのフィードバックを受けとめている
ケ）	学生が受けとりやすい形でリクエストや提案をしている
コ）	学生のタイプをつかむことができる
サ）	学生のタイプに合わせたコミュニケーションをしている
シ）	学生とのコミュニケーションを大切にしている

12項目からなり，各項目0～4点，合計48点満点．
高得点であるほどコーチ型の行動特性が高いことを示す．

このコーチ型教員行動特性の評価尺度は，「学生」を「相手」あるいは「チームメンバー」に置き換えることにより，読者の職場でも応用することができるだろう．

　2009年の研修前調査では，経験年数が10年以上の教員は10年未満の教員に比べて，学生の自立学習を促進し，理解しやすく内容を伝えようとしている傾向がうかがわれた．一方で経験年数にかかわらず，学生のタイプに合わせることや，受けとりやすいリクエストをすることに困難を感じていた．コーチ型教員の自己評価得点は研修の1か月後に上昇し，研修の効果が示唆されたが，6か月後には元にもどる傾向がみられた．

　そこで研修効果の定着性を高めるために，2010年には研修を2回に分け，間に2週間の実践期間を設定した．研修時間は2010年（合計85分）のほうが，2009年（合計105分）よりも短かった．実践期間中に受講者はコーチ型教員尺度の12項目から自身の課題を選択して取り組んだ．その結果，1か月後から6か月後にかけて得点が維持される傾向がみられた．ただし，「学生のタイプをつかむことができる」と「学生のタイプに合わせたコミュニケーションをしている」の得点は，6か月後において研修前よりは高かったが，1か月後得点に比べて低下していた．このように，学生のタイプに合わせることはベテラン教員でも苦手と感じ，本研修においても習得がむずかしい項目であると示唆された．

▶個別性

　コーチングの第3の特徴である個別対応とは，相手のタイプと自分のタイプに応じたコミュニケーションをとることであり，「第2章　自分と相手のタイプを知る」(p.39)でくわしく扱う．

3 医療組織にコーチングを導入する

　冒頭で述べたように，チーム医療にはコミュニケーションとマネジメントの両方が必要である．看護管理（マネジメント）におけるコーチングの活用事

例は「第5章　事例で学ぶコーチングマネジメントの実際」(p.91)を参照していただきたい．この事例を読むと，コーチングを使った看護管理を通して，コーチングを使うことのできる人材が育成され，組織内のコミュニケーションの質と量が向上することがわかる．

ここでは，対患者コミュニケーションから組織開発までの，さまざまな状況でコーチングがどのように活用できるかを概説する．

▶医療面接における効用

患者とのコミュニケーションは診療の効率と患者満足度を含めたアウトカムだけでなく，医療者の「やりがい」にも大きな影響を及ぼす．患者と医療者との間で交わされるコミュニケーションは「教育・指導」「カウンセリング」「コーチング」が混在したものであり，これらを状況に合わせて使い分けることが大切である．そのような技能は，先輩のやりかたを見ながら経験から学ぶことが多く，これまで系統的に教育されることは，ほとんどなかったと思われる．

近年，医療におけるコミュニケーション技術の効用への関心が高まり，専門家の経験だけでなく，ランダム化比較試験の結果が示されるようになってきた．筆者らは，神経難病の1つである脊髄小脳変性症患者を対象としたランダム化比較試験を行い，3か月間にわたる週1回程度（全10回）の電話によるコーチング介入（テレコーチング）が，対象者の自己効力感を高めることを示した[2]．介入はコーチングを学んだ医師によって行われたが，医学的なアドバイスは与えられなかった．さらに，本研究に参加した患者と介入者（コーチ）に対して質的研究を行い，脊髄小脳変性症患者に対する電話によるコーチングの構造と機能を明らかにした（図3）[3-5]．

事後の患者インタビューから抽出されたコーチングの機能は，①日常生活の場で自分の話ができる，②新たな視点に気づく，③自分ができることを新たにはじめ継続する，の3つであった．

また事後のコーチへのインタビューから，①コーチが有効にはたらいたと認識していたコーチングの技法は傾聴と承認であり，コーチングには，②潜

図3 脊髄小脳変性症患者に対するテレコーチング[*1]の構造と機能

各セッションの中で，アイスブレイク，プレコーチング，コーチングフロー，振り返り，評価が行われ，全10セッションを通してみた場合にも，同じ構造が用意されている．

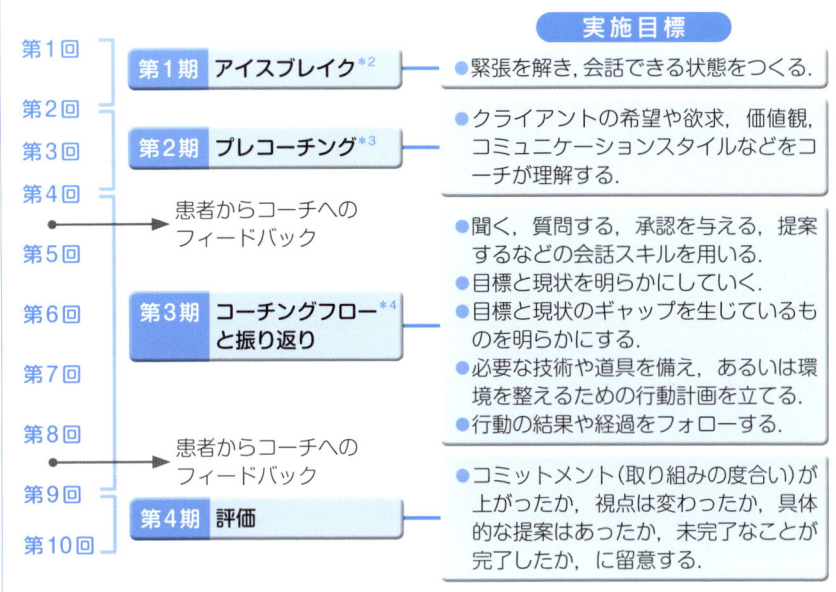

機能

●コーチング記録の内容分析から

　第4〜9回(第3期)の前半は，病気や現状に関するネガティブな感情を，言葉で表出できるようにはたらきかける機能を有していた．絶望感や親族の病気経験と自己の同一化など，さまざまな激しい感情を介入対象者(患者)は介入者(コーチ)との間で共有していた．その際，コーチは批判をはさまず，対象者に強い関心をもっていることを言語的に表現し，対象者に肯定的なフィードバックを行っていた．

　第3期の後半では，対象者が自らの意欲や変化に関して，ポジティブな言語を表出できるようにはたらきかける機能を有していた．

●事後の対象者(患者)インタビューから
1. 日常生活の場で自分の話ができる．
2. 新たな視点に気づく．
3. 自分ができることを新たにはじめ継続する．

●事後の介入者(コーチ)へのインタビューから
1. コーチが有効にはたらいたと認識していたコーチングの技法は傾聴と承認．
2. 潜在するビジョンへの気づきを促す．
3. 肯定的な側面や異なる視点への気づきを促す．

[*1] テレコーチング：電話を用いたコーチング．
[*2] アイスブレイク：コーチの自己紹介と簡単な言葉のやりとり．
[*3] プレコーチング：コーチングの前に行うクライアントとの信頼関係づくりや要望の把握など．
[*4] コーチングフロー：コーチングを用いた会話(セッション)の流れ．

在するビジョンへの気づきを促し，③肯定的な側面や異なる視点への気づきを促すはたらきがあると認識されていた．

▶コーチング授業の成果

　患者と直接的にかかわり治療する理学療法士，作業療法士，言語聴覚士（以下，療法士と総称する）を養成する学校におけるコーチング授業の成果について述べる．

　これらの職種には，患者との信頼関係を築き，患者が主体的に機能回復に取り組むことを支援するコミュニケーションスキル（communication skill, CS）が求められる．また，学生たちは臨床実習の場で，はじめて患者と向き合うが，その際にCSは必須である．

　しかし，臨床実習を指導する病院の療法士からは，学生の対患者CSの不足をなげく声が聞かれ，臨床実習前に学生がCSを習得する機会は，必ずしも十分ではないと推察される．そこで筆者らは，コーチング理論に基づいたCS習得授業を授業カリキュラムに導入した[6]．

　CS授業を週1回の頻度で6回行い，授業実施前，その2か月後，3か月後（臨床実習前）で評価した．その結果，CSの向上がみられ，授業を受けなかった学生に比べて臨床実習前の不安が軽減されていた．

　臨床実習中ならびに実習後の評価は実施していないが，患者や病院で指導にあたる療法士との良好なコミュニケーションは，将来の仕事への動機づけにつながる可能性がある．また学生を受け入れる病院にとっても価値のあることだろう．

▶介護予防へのコーチング研修

　介護予防に従事する保健師などにコーチング研修を行った．介護予防は「要介護状態の発生をできる限り防ぐ（遅らせる）こと，そして要介護状態にあってもその悪化をできる限り防ぐこと」と定義される[7]．生活機能評価で認定された特定高齢者には，運動機能向上，口腔機能向上，栄養改善，閉じこもり予防・支援，うつ予防・支援などのサービスが提供され，また要支援1お

よび2の認定者には訪問・通所サービスなどの予防給付がされる．介護予防の成果をあげるためには，利用者本人が主体的に取り組むことが大切である．そのため，ケアマネジメントを担当する保健師には，利用者の自己効力感を高め介護予防を動機づけるコミュニケーション能力が必要となる．

高齢者の健康行動について研修を受けた看護師が，患者にコーチング介入した結果，病気の発症や健康上の悩みが減少したと報告されている[8]．そこで筆者らは，介護予防ケアマネジメントに携わる保健師などに対し，コーチング理論に基づいたCS研修を行い，その研修効果を検証した[9]．

対象は，Y市地域包括支援センター所属の保健師など112人とその担当である利用者266人とし，保健師などを次の3群に分けた．

重点介入群：1日の集合研修と3か月間のフォローアップ研修を実施した．集合研修は7時間で「ペーシング[*5]」「承認」「質問」「提案」の4つのスキルについて講義とロールプレイが実施された．フォローアップ研修は，電話会議システムを利用したグループコーチングであり，コーチ・エィのプロのコーチが4～5人の参加者を対象として，1回30分，3か月間に8回実施した．

研修介入群：1日の集合研修のみ実施した．

対照群：調査終了後に1日の集合研修を実施した．

調査は，保健師などのCS自己評価（sense of performance expectancy），利用者の保健師などに対する満足度，利用者の行動の自発性，自己効力感，健康関連QOLを，研修前，研修1か月後，3か月後に実施した．

その結果，重点介入群と対照群の両方でCS自己評価得点が高まったが，3か月後から1か月後を振り返った得点と3か月後の得点との差は，重点介入群のほうが対照群よりも大きかった．利用者の満足度，行動の自発性，自己効力感および健康関連QOLについては，3群間で差がみられなかった．

このようにCS研修には，参加した保健師などの学習到達度でみると一定の効果があると思われるが，本研究においては，利用者からみた保健師など

[*5] ペーシング：コミュニケーションにおいて相手に合わせること．

の行動変容や利用者アウトカムでの成果を示すことができなかった．しかし，研究後のフォローアップ会議を通して，参加保健師などがさらに実践を継続するはたらきかけを行い，個別の事例では利用者への介入で成果がみられた．それらは事例集として成書にまとめられている[10]．

▶大学病院におけるリーダーシップ開発

東北大学病院は2011年度文部科学省事業「チーム医療推進のための大学職員の人材養成システムの確立」（以下，チーム医療事業と称す）に採択された．筆者は事業実施担当者を務める．提案した課題名は「高度専門医療チーム活性化システムの開発」であり，その中で2011～2013年度にコーチング理論によるCS研修を実施し，約60人のコミュニケーションのハブ（核）となる人材を育成する計画である．

すでに東北大学病院では，2010年度にコーチング研修プログラム（MCTP，Medical Coach Training Program：チーム医療の促進に向けたコミュニケーショントレーニングのプログラム，コーチ・エィ提供）を試験的に導入しており，その実績に基づいて本事業を企画した．

2010年度に実施した研修プログラムの概要を図4に示す．期間は7か月にわたり，36時間の電話によるクラス授業を受講しながら，4.5時間の1対1コーチングをプロのコーチから受け，さらに職場における重要関係者5人のそれぞれに受講者がコーチングを実施する研修構造をとった．つまり，人材育成に必要な「ティーチング」「トレーニング」「コーチング」という3要素が含まれている．そして，この構造により，受講者はCSを習得するだけでなく，コーチングの実践を通して組織のメンバーの目標達成を支援することになる．

参加者は17人の受講者と，その受講者のCSを評価する134人の評価者であった．履修前と履修後にアンケートを実施し，受講者のCS自己評価，評価者によるCS他者評価を測定した．さらに評価者は組織活性度を測る質問紙に回答した．本試行から明らかになったのは，「マネジメントを行う立場にある病院職員がCSを学び，相手に伝わる形で実践できた場合に，組織の

図4 東北大学病院で実施されたコーチング研修プログラムの概要
クラス授業は電話会議システムにより実施された．

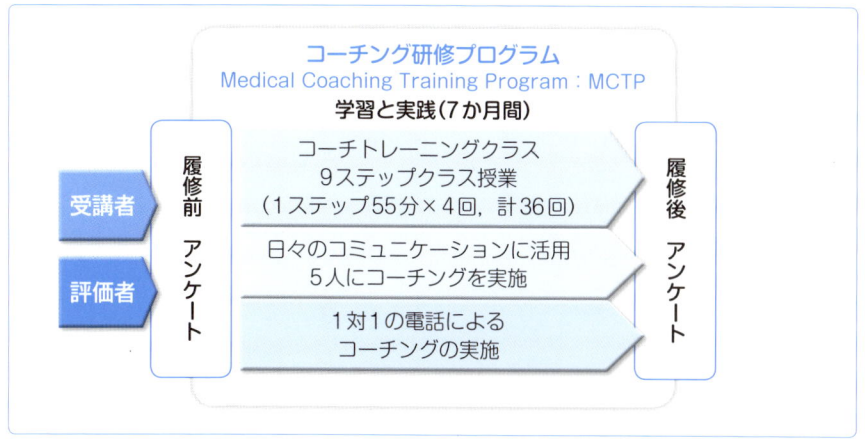

活性度が高まる」ということであった[11]．

この知見に基づきチーム医療事業では，次の点に留意した．

①事業の目標を明確に受講者に伝える．

②コーチする職場の重要関係者を受講者が吟味して選ぶ．

③受講者は重要関係者の目標達成を支援する．

これにより，チーム医療の促進を通して病院理念を実現するという本事業の目標を受講者が明確に意識しながらコーチングを学び実践することになる．上から与えられたゴールではなくそれぞれのゴールをめざすこと，チームワーク，病院理念の実現という3者がリンクする仕組みをつくるヒントに，コーチングの導入は貢献できると考えている．

文献
1) 伊藤守：コーチング・マネジメント，ディスカヴァー・トゥエンティワン，東京，2002．
2) Izumi S, Ando K, Ono M et al：Effect of coaching on psychological adjustment in patients with spinocerebellar degeneration：a pilot study. *Clin Rehabil* 21：987-996, 2007.
3) Hayashi A, Kayama M, Ando K et al：Analysis of subjective evaluations of the functions of tele-coaching intervention in patients with spinocerebellar degeneration. *NeuroRehabil* 23：159-169, 2008.
4) 出江紳一編著：リハスタッフのためのコーチング活用ガイド，pp.42-55, 医歯薬出版，東京，2009．

5) 出江紳一：脊髄小脳変性症者のケアにコーチングを活用した事例．神経難病のリハビリテーション―症例を通して学ぶ（江藤文夫, 中馬孝容, 葛原茂樹監修）, Clinical Rehabilitation別冊, pp.98-102, 医歯薬出版, 東京, 2012.
6) 金高恵子：リハビリテーションを学ぶ学生に対するコミュニケーションスキル習得を目指した授業の効果の検討, 平成23年度東北大学大学院医学系研究科障害科学専攻修士論文, 2011.
7) 介護予防マニュアル改訂委員会：介護予防マニュアル, 改訂版：平成24年3月, 厚生労働省, 2012.
8) Bennett JA, Perrin NA, Hanson G et al：Healthy aging demonstration project：nurse coaching for behavior change in older adults. *Res Nurs Health* 28(3)：187-197, 2005.
9) Tanabe M, Suzukamo Y, Tsuji I et al：Communication training improves sense of performance expectancy of public health nurses engaged in long-term elderly prevention care program. *ISRN Nurs* 2012；430560.doi：10.5402/2012/430560, 2012.
10) 出江紳一, 鈴鴨よしみ編著, 辻一郎監修：コーチングを活用した介護予防ケアマネジメント, 中央法規出版, 東京, 2009.
11) 岡本智子：コミュニケーションの活性化が医療現場における組織活性と安全性に及ぼす影響, 平成23年度東北大学大学院医学系研究科障害科学専攻修士論文, 2011.

---

column アカウンタビリティ（accountability）

「説明責任」と訳されるこの用語は，1994年に米国で出版されベストセラーとなった「The OZ Principle」*が次の定義を提唱して以来，主体性を扱う文脈でも用いられている．

それによると，アカウンタビリティとは「現状を打破し，求める成果を達成するまで，自分が問題の当事者であると考え，自分の意志で主体的に行動しようとする意識．すなわち，自分の意志で，現実を見つめ，問題に当事者として取り組み，解決策を見いだし，その解決策を実行しようとする意識」である．

アカウンタブルでない意識は「被害者意識」である．そして，コーチングは，被害者意識からアカウンタブルな意識に移行することを助ける．事例編のストーリーを，アカウンタビリティの視点で読むことで，看護管理におけるコーチング活用法の理解が深まるであろう．

＊「The OZ Principle」：邦訳に「主体的に動く―アカウンタビリティ・マネジメント『オズの魔法使い』に学ぶ組織づくり」（ロジャー・コナーズ，トム・スミス，クレイグ・ヒックマン著，伊藤守監訳，花塚恵訳，ティスカバー・トゥエンティワン，東京，2009）がある．原題のOZは「オズの魔法使い」による．

第1章｜医療経営を取りまく環境の変化と看護管理者に求められるマネジメント能力

看護師長のコーチングとマネジメント

1 看護管理とコーチングの可能性

　社会の劇的な変化の中で，医療を取りまく環境も大きく変化している．看護も当然のことながら，そうした変化のうねりの中で，実に多くの対応に追われている．それは医学の進歩によってもたらされる新しい治療・処置・検査，医療制度の変更のたびに強いられる看護体制の変更，医療安全の確保，患者・家族の医療への多種多様な要求，新卒看護師をはじめとする看護職員の育成などである．看護単位の責任者である「師長」あるいは「課長」と呼ばれる看護管理者（以下，看護師長）はそのような現場の第一線で，自身の立ち位置を確かめつつリーダーシップをとっている．

　看護師長の役割は，いうまでもなく患者に質の高い看護を保証することである（図1）．言い換えれば，患者には安全・安楽な療養環境と看護を提供し，

図1　看護師長の役割

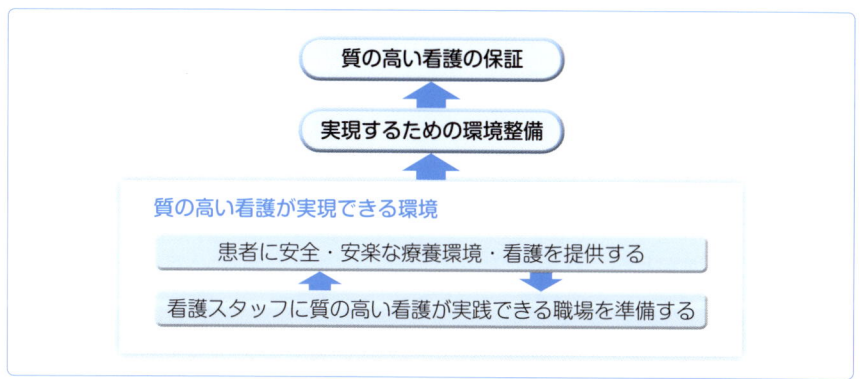

看護師長のコーチングとマネジメント　15

看護スタッフに対しては意欲的に看護実践できるための職場環境を整えることであり，それらは相互に影響し合って看護の質を決定していく．

しかし，医療を取りまく環境が変化・複雑化している現場で看護師長は，さまざまな変化と予見できない問題，つまり不確実性への対応に日々苦慮し，適切な方策を見いだすことへの困難を経験している．たとえば，①多様な患者のニーズを満たすために，どのような看護を提供すればよいのか，②看護を提供するスタッフに必要な看護実践能力とは何か，③看護スタッフは実際どのような能力をもっているのか，④現場で看護スタッフの実践能力をどのように育成するか，また，⑤より安全な医療を確保するために何をどうしたらよいのか，⑥医療事故へどのように対応するのか，⑦地域社会，医療・福祉施設といった，さまざまな場で24時間継続的に看護を提供するために多職種とどのように連携するかなど，実に多様である．

当然ながら看護師長は，看護組織内で現状を踏まえた上層部への報告，相談，提言，部下への伝達という一組織人としても重要な役割を果たす．

このような状況の中のマネジメントで重要なことの1つがコミュニケーションであり，医療チームメンバー間の意思の伝達と理解に欠かすことができない．一般に企業では労働時間の70％はコミュニケーションであるといわれているが，サービスの対象が「人」である看護では，それを上まわるコミュニケーション量であることは容易に想像できる．

ロバート・L・カッツ[1]はマネジメントに求められる能力を「テクニカルスキル（業務遂行能力）」「ヒューマンスキル（人間関係能力）」「コンセプチュアルスキル（概念化能力）」の3つに分類している（図2）．これらのスキルはマネジメントレベルに関連し，上位にいくにしたがってコンセプチュアルスキルの比重が増大しテクニカルスキルが減少するが，ヒューマンスキルは一定の比重を求められ，ミドルマネジメント（管理者）に位置する看護師長にもこのヒューマンスキルの能力は重要である．

ヒューマンスキルは，①リーダーシップ，②公正な評価，③コミュニケーション，④ファシリテーション[*1]，⑤部下育成などから構成されているが，コミュニケーションはヒューマンスキルを支える基盤として重要である．

図2 ロバート・L・カッツのマネジメントに求められる能力

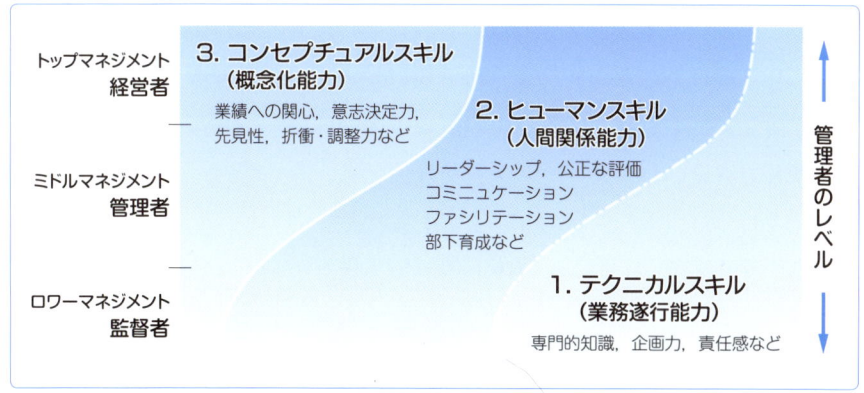

(実践的用語解説：カッツ,ロバートL (Katz,Robert L.). エデュケーション. http://www.educate.co.jp/glossary/3-education/112-katzrobert-l.html(2013年5月9日閲覧)を参考に作成)

図3 看護部の理念とビジョン

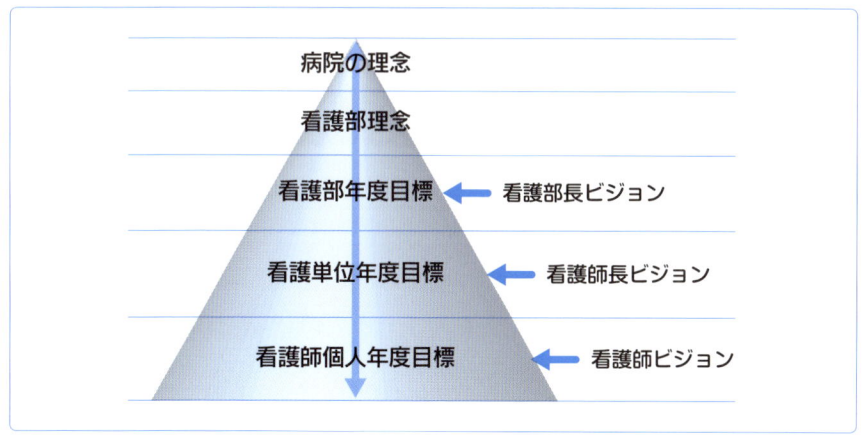

　コミュニケーションスキルの一つであるコーチングは，病院，看護部という組織(図3)の一員として，担当部署を適切に機能させ組織目標の達成が求められる看護師長にとって，組織内の情報交換や問題意識の共有，臨床現場

＊1　ファシリテーション：facilitation，会議などで参加者の発言しやすい環境づくりをしたり，その発言を会議のテーマに沿う方向へと導くなどの調整を行い，協働作業を円滑化する方法．

で質の高い看護を提供するために行う多職種との協働態勢づくりや，現場の看護の担い手である看護スタッフの育成にその効果が期待できる．ここでは，看護管理場面におけるコーチングの活用についての概要と導入・定着への試みを紹介する（コーチングスキルの解説とその実践については，第2章以降を参照）．

2 看護管理とコーチングの活用

▶看護管理とビジョンメーキング

　ビジョン（中期的到達目標）は，看護部理念に基づく担当部署のめざす中期的なイメージであり，担当部署がめざす看護の方向性を示す道標として重要である．ビジョンと現実のギャップを埋めるために年度ごとの管理目標が立案される．

　このビジョンを担当部署で共有することが必要だが，部下と共に作成することで，それが可能となる．作成にはグループコーチング（1対複数のコミュニケーションスキル）が有効である．どのような看護をめざしたいのか，「アイスブレイク[*2]」「聞く」「質問」「承認」「リフレイン[*3]」などのスキルを用いて，新人も含め一人ひとりの看護への思いを丁寧に引き出すというプロセスによって，ビジョンはメンバーのものとして共有化され達成可能となる．また，このようなプロセスをふむことでメンバー間の理解が深まり，職場のコミュニケーションの活性化につながる．

▶多職種との連携とコーチング

　看護師は患者や家族を中心において，医師をはじめとする多くの医療スタッフと連携して，看護を提供している（図4）．つまり患者を中心とした多職種連携システムの中にあって，24時間患者の傍らにいる存在として，必要

[*2] アイスブレイク：コーチの自己紹介と簡単な言葉のやりとりやゲームなどで，人が集まる場を和ませ，コミュニケーションをとりやすい雰囲気をつくること．
[*3] リフレイン：相手の言葉を繰り返す手法．相手は自分の意見を受け入れられたと感じる．

図4 患者を中心とした多職種チームとコミュニケーションチャンネル

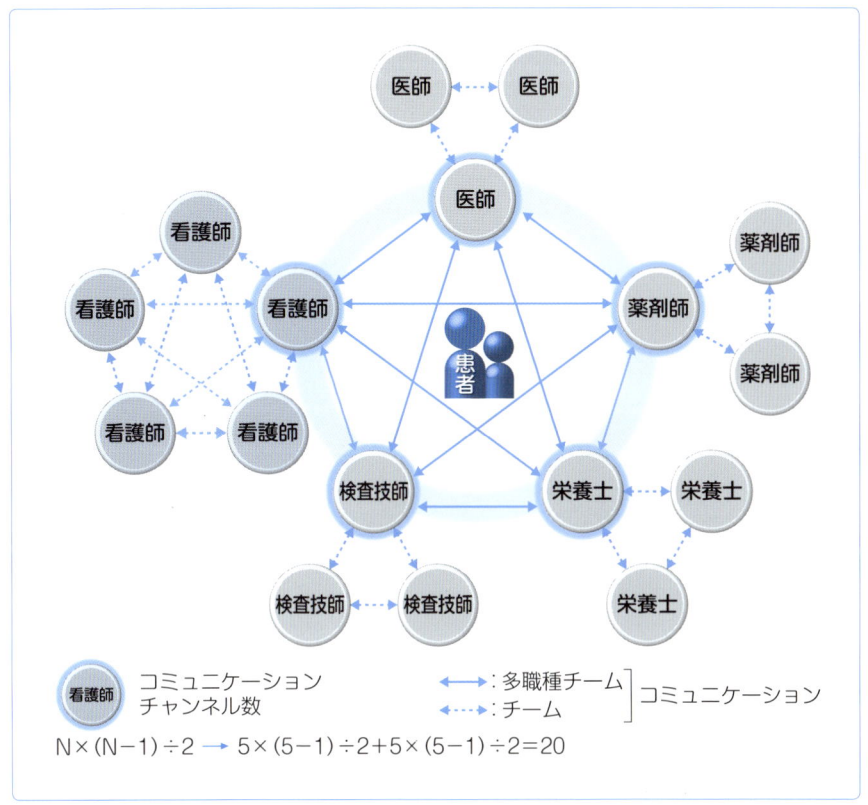

な物的資源・人的資源のコーディネートをしているのである．

さらに看護師は自身でも看護提供システムをもち，多職種連携システムと連関して看護を提供している．一方，他の職種も各々の中に専門性の高いメンバーの集合体として特有のシステムをもっているため，そのコミュニケーションチャンネルは膨大になる．チャンネルは参加者が多くなるほど複雑化するといわれ，チャンネル数[*4]はN×(N−1)÷2で表される(N：本人も含めた参加者数)．たとえば図4では，多職種チームに加わっている看護師，多くはチームリーダーやコーディネーターと呼ばれる役割をもつ者である

---

*4 チャンネル数：参加者間の情報を結ぶライン数．

が，彼ら自身も含めて，5人の専門家と5人の看護チームのメンバーにかかわると，専門家5×(5－1)÷2=10に看護チーム5×(5－1)÷2=10が加わり，20本のラインが発生する．さらに専門家チームに2人，看護チームに1人が追加されるとすると，専門家チーム7×(7－1)÷2=21に，看護チーム6×(6－1)÷2=15が加わり，36本のラインが発生する．

　人員が3人増加しただけで16本の情報を結ぶラインが増える．つまり，人員が増えれば増えるほどコミュニケーションは複雑化することになる．このとき，看護師長に必要なのは「患者にとってよりよい選択」をスタッフと共有しながら，各専門家と意見交換できる関係をつくることであり，一方でスタッフがそれを実現できる職場環境を整えることだろう．

▶スタッフ育成のためのコーチング

　新卒看護師の育成は，多くの看護師長の懸案である．臨床ではプリセプターシップをはじめ，さまざまな方法で新卒看護師の職場や看護職への適応を促進するための努力を重ねているが，それでも中途退職する新卒看護師が後を絶たない．そうした中で青木ら[2]は，プリセプターシップにコーチングスキルの1つである「タイプ分け」[*5]を用い，かかわりの効果を介入群・非介入群で比較検討し，「介入群の新卒看護師のソーシャルサポート得点は高く，『仕事上の問題解決と正しい評価』をプリセプターの支援として強く知覚できること，新卒看護師のプリセプターに対するとらえ方は，介入群で『頼りになる存在』『専門知識・技術を教えてくれる存在』が有意に高く，『厳しい存在』は低い」と報告している．

　このように，タイプ分けは，新卒看護師育成に有効な方法として活用できる．もちろん，タイプ分けを用いてのコミュニケーションスタイルに合わせたかかわりは，職場全体のコミュニケーションの円滑・活性化に有効である．

[*5] タイプ分け：他者とのコミュニケーションの取りかたを，そのコミュニケーションスタイルによって分類したもの(伊藤守監修，鈴木義幸：図解コーチング流タイプ分けを知ってアプローチするとうまくいくディスカヴァー・トゥエンティワン，東京，2006)．

看護業務においても，事故防止対策などでマニュアル化が進められ，多数のマニュアルが作成されている．最低限の安全・安楽を保障するためにマニュアルは有効かもしれない．しかし，看護の対象である人間は共通する特徴をもつ一方で，まったく異なる存在であり，変化し続ける存在でもある．

　対象の個別性と変化を評価し，看護師としての行動を選択できる看護師が求められている．しかし，看護の現場ではマニュアル頼みや指示待ち看護師の増加が指摘されている．めざす看護を見失い，目先の仕事をこなすことで精いっぱいになっている余裕のなさによるものと考えられる．主体的に考え，行動できる人材の育成が急務であるが，そのためには，看護師長がコーチングを用いて，看護師がもっているビジョンの言語化を支援し，その実現をコーチングフロー[*6]に添って継続的にかかわることが効果的であろう．継続的なかかわりを得つつ，看護師自身がビジョンを見すえて看護に取り組むことができれば，自ずと主体的な行動ができる．これがコーチングの効果である．

3 コーチングの導入と定着への試み

　コーチングが看護分野に紹介されて久しい．コーチングに興味をもって学んだ看護師長は，それを職場で活用できているだろうか．看護管理場面でコーチングを取り入れ定着させるためには，少しでも多くの仲間と継続的にコーチングを実践し，メンテナンスを重ねながらスキルアップをめざすことが求められる．また，その実現のための仕組みを整える必要がある．ここでは，そうしたコーチングの導入と定着に向けた取り組みについて紹介したいと思う．

　2001年に筆者がコーチングにはじめて出合ったとき，「コーチングが看護に取り入れられたら，看護師は日ごろ行っているコミュニケーションをあらためて意味づけできるのではないか，それが看護の質向上と看護師のやりが

---

*6　コーチングフロー：コーチングを用いた会話の流れ．

いにつながるのではないか」と考えた．そこで，「看護の現場にコーチングを取り入れたい」という思いをコーチ[*7]に伝えた．

そのコーチとのセッションの中で「自身が与えられた環境の中で実現する」という目標を決めた．そして医療の現場にコーチングを広めたいという筆者の思いに賛同した3人のコーチと，2005年にコーチング普及のためのプロジェクトを立ち上げた．当時与えられた機会は大学院の授業だった．看護学専攻看護管理分野の人的資源管理の授業にプログラムを組み入れ，コーチたちと議論を交わしながら90分10回の授業案を作成した．

その授業は，受講者がマネジャー（管理者）として現場で実践できることを念頭に，体験的に学べるプログラムとした．他分野専攻の学生にも受講を呼びかけ，2006年に第1回を開講し，看護管理分野1年生2人のほか，他分野専攻の1年生4人が受講した．授業は社会人を受け入れていることから夜間開講であった．

2007年度以降は，修士課程1年生のほか，2年生再受講，関連病院の看護管理者や監督者，教員に開放した．2008年度以降は，修士修了生の再受講，医師，コーチなど参加範囲を拡大し（表1），少人数ではあるが，さまざまな職種，職位，年代で構成されるクラスとなった．授業後に必ず出される宿題には，電話やスカイプ（インターネット電話サービス）を使って，授業で学ん

表1　コーチング授業参加者内訳（人）

	2006	2007	2008	2009	2010	2011	2012
修士学生	6	7	12	5	7	5	5
修士修了者を含めた再受講者		4	1	9	4	5	5
副部長　師長 師長補佐　主任 看護師　教員 医師　コーチ			3	5	9	12	16	16

[*7] コーチ：意欲や潜在力を引き出し，自発的な行動によって成長・変化をうながし，目標達成に導く人．

だコーチングスキルを意識的に使う1対1のピアコーチング[*8]である．さまざまな職種，職位，年代の人と行うピアコーチングは，受講者相互の立場を理解する機会にもなった．

　コーチングの導入と定着のために，授業の場を中心に取り組んだ試みには次のようなものがある．

①コーチングの授業は2〜3週間を空けて計画し，その間に受講生どうしで1〜2回のコーチングセッション[*9]を体験する．

　コーチングスキルを知識としてだけでなく体験を通した学びとするために，実際にセッションを体験することによって，スキルの紹介だけではむずかしい体験による手応えを得ることができ，コーチング体験量が確保できる．セッションの体験は次の授業でシェア（共有）するが，このシェアは体験の質を向上させ，他の受講者のさまざまな経験を間接的に体験することで，受講者が自分自身の仕事に取り入れやすくなる．

②コーチングを先に学んだ先輩に呼びかけ再受講してもらう．

　先輩の受講により，受講生はコーチングの学びの効果を目の当たりにでき，動機づけられ，再受講者にとってはコーチングスキルのメンテナンスの場となる．

③メーリングリストを活用して継続的にフォローアップを行う．

　授業期間は断続的に3か月前後である．授業のない期間をどうするか，2006年度授業終了6か月後の調査で「時間の経過と共にコーチングスキルを意識しなくなった」ことが明らかとなった．そのため互いに負担にならないメーリングリストを利用したフォローアップを行った．2007年度から導入し，授業によるコミュニケーションに対する自己効力感とソーシャルスキル

[*8] ピアコーチング：コーチとクライアントの関係ではなく，対等の関係で行うコーチング．同僚どうしなどで相互にコーチとクライアントの立場をとり合う．
[*9] コーチングセッション：コーチとクライアントの関係で行われるコミュニケーション．

が上昇し，3〜6か月後も効果が持続することが確認できた．

　フォローアップによって受講生が継続的に看護の場面でコーチングを活用できれば，周囲にもその影響を及ぼすことが可能となる．また，コーチングスキルのメンテナンスを繰り返すことにより定着につながる．
　コーチングのスキルアップは，コーチング同様オンゴーイング（継続）だと思う．いつもどってもメンテナンスができる港，たとえば大学の授業の場や現任教育の場が用意されることも導入と定着に重要である．
　この授業は，組織から認知されるまで3年を要した．しかし，さらに4年後，受講者の反応からコミュニケーションスキルとして認知が進み，大学院に加えて看護学部や医学部の授業，教員のFD[*10]，さらには病院看護部，看護キャリア支援センターなどの，さまざまな場にコーチングの研修が取り入れられるようになった（図5）．

図5　コーチングの定着モデル

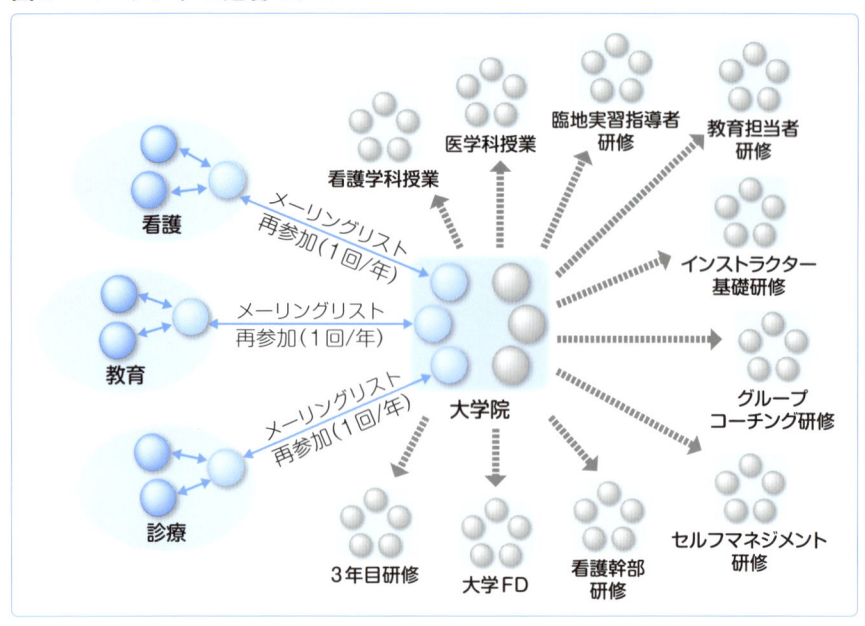

[*10] FD：faculty development，教員の教育・研究能力を向上するための組織的取り組み．

4 まとめ

　ここまで，看護管理におけるコミュニケーションの重要性とコミュニケーションをより効果的に機能させるための方策の一つとしてコーチングを紹介し，導入とその効果，および定着への試みについて述べた．具体的な方法については第2章以降を参照され，コーチングに取り組んでいただきたい．

　看護師の研修に出向くと，最近はコーチングの研修を受講した経験のある参加者が増えている．しかし，実際に看護場面で活用しているかと問いかけると首を振る．そのたびに，何とか実践に結びつく方法はないかという思いに駆られる．コーチングは実践である．頭で理解しても実践しなければ看護の現場には役立たない．前項でも紹介したが，導入を試みても一朝一夕にはいかないことが多いと思う．まずは最初の一歩を踏み出し，仲間をつくり，試行錯誤を繰り返しながらでも取り組んでいけば，歩みの後に必ず道はできる．

　たとえ細い道でもメンテナンスを繰り返すことで，少しずつ確信がもてるようになる．コーチとしてのスキルが不十分と思えても，相手の可能性を信じて取り組むことで成果を見ることができる．筆者には「皆がコーチになれる」という実感がある．まず第一歩を踏み出すことである．

文献
1) ロバート・L・カッツ：スキル・アプローチによる優秀な管理者への道．Diamondハーバード・ビジネス 7(3)：75-91，1982．
2) 青木真希子，竹内千恵子：コミュニケーションスタイルのタイプ分けを用いたプリセプターシップへの介入効果．日本看護管理学会誌 17(1)：28-36，2013．
3) 鈴木康美，竹内千恵子：ビジョンメーキングを重視した教育担当者研修―部署の活性化を促した取り組み．看護管理 23(3)：177-186，2013．

病院経営とコーチング

1 病院経営における看護師の役割の変化

　近年，看護のトップである看護部長が病院の副院長に登用されることが増えてきている．1987年に東札幌病院にて，石垣靖子氏（現：北海道医療大学客員教授）が日本初の看護師副院長になって以来，2011年には看護師の副院長の数が348人と確実に増えており，看護師の経営への参画が進んでいる．

　一方，2006年の診療報酬改定で入院収入の前提となる看護師の配置基準が改定され，最も配置数を厚めとした「7対1」入院基本料が設けられた．配置数が手薄になるほど報酬は低くなるため，この「7対1」看護の設置により看護師の確保が直接病院の収益，経営に直結するようになったのである．事実，病院が競い合って看護師の確保をするようになったことから，全国的な看護師不足になり，看護師の確保ができないために病棟閉鎖をする病院まで出てくるようになった．また，看護師の設置や一部の看護行為などにも診療報酬が加算されるようになってきたため，看護師のマネジメントが以前よりもかなり重要視されるようにもなってきた．こうした背景から，「看護師からみた病院経営」が医療界でも重要な意味をもつようになり，その流れを汲んで2010年に国際医療福祉大学は，特に看護師に向けた医療経営戦略の大学院（h-MBA[*1]コース）を開講している．

　このように，看護師の病院経営参画が求められる時代に入ってきたが，そもそも看護師にとっての病院経営とは"療養上の世話と診療の補助から，患

[*1] MBA：master of business administration，経営学修士．h-MBAのhはヘルスケア（health care）を意味し，その分野に特化していることを示している．

者満足をマネジメントすること"である．病院組織の中で最大の集団である看護部の生産性の向上は，そのまま病院の経営に直結する．そのため，看護業務の見なおしや，仕事を時間内に効率よく終わらせることは，病院の資源を効率的に活用することであり，つまり病院経営にかかわることである．経営は管理者のものではなく"全職員で行うものである"ともいうことができる．たとえば，近代看護の創始者と呼ばれるフローレンス・ナイチンゲール（1820〜1910年）は，病院経営は，看護の役割の一つであることを伝えている．次項で，それを簡単に紹介したい．

2 ナイチンゲールと病院経営

　ナイチンゲールの最も有名なエピソードは，クリミア戦争（1853〜1856年）での活躍に関するものであるが，そもそもなぜクリミア戦争にいくことになったかについては，あまり知られていない．ナイチンゲールは，ロンドンのハーレー街病院で勤務していた．そのときに，看護の仕事のみならず，施設のさまざまな問題点を見つけて改善し，病院運営の効率化・健全化まで成し遂げた．それが大臣の目に留まり，戦地にいくことになったのである．

　事実，すべての看護学生が看護の初歩として学ぶナイチンゲールの「看護覚え書き」（1860年）では，「換気」や「部屋の壁」「ベッドと寝具類」など，病院の環境整備から備品にいたるまでの留意点や基準が事細かに書かれている．また，日本では抄訳しか出されていないために，あまり有名ではないがこの「看護覚え書き」の1年前に出版された書籍「病院覚え書き」では，病院の設立場所や設計から，病院機能に関することまで，病院の運営に関することがくわしく書かれている．また，ナイチンゲールの伝記で紹介されているクリミア戦争にいくきっかけとなったハーレー街病院でのレポートでは，病院の赤字解消の方法や患者のクレーム対応などが書かれている．

　このように，看護の創始者と呼ばれるフローレンス・ナイチンゲールは，看護師の仕事である「患者のための環境を整備すること」を徹底することのみならず，病院運営も視野に入れて看護師の仕事としていたのである．

3 人材の確保と病院経営

　2003年からスタートした新臨床研修医制度によって，研修医は臨床研修病院で特定の診療科に片寄らない研修をすることとなり，出身大学以外の医療機関で研修する医師が増加した．このことにより，大学医局のスタッフの減少，そしてそれに伴う関連病院に派遣されていた医師の引き上げにより，医師不足が広まっていった．事実，2003年以降，医師の数が確保できないために，病棟閉鎖や入院患者数の制限をする病院が増えてきている．また，2006年の看護師設置基準の改定によって看護師不足が深刻化し，医師と同様に確保ができないために病棟閉鎖を実施する病院が増えてきた．

　病棟閉鎖は，すなわち病院機能の一部停止を意味する．病院を継続的に運営するためには人材の確保が最重要課題になってきたのである．また，看護師や医師の人数が多いほど，夜勤や当直の回数を少なくできたり，スタッフの急な変調への対応ができたりと，よりよい労働環境につながる傾向がある．

　実際に，看護師の設置基準別に離職率を調べると，大きな差が生まれてきている．2011年の日本看護協会の調査によると，「7対1」体制の一般病棟における常勤看護師の離職率は10.7％，新卒看護師は7.9％に対し，「15対1」体制では常勤看護師の離職率は12.6％，新卒看護師は10.2％というデータが出てきている（表1）．

　また，2010年より「7対1」の看護体制と「15対1」の看護体制では，1日の一般病棟入院基本料が大きく異なる．「7対1」が1,556点に対し，「15対1」では945点，1日あたり611点，金額にして約6,000円も入院基本料が変わってきてしまうのである．そして，2014年の中央社会保険医療協議会総会（第272回）議事次第によると，より手厚い看護師配置により大きく加算されることとなり，点数の幅はさらに広がる．これは，看護師を雇うことによる人件費および「7対1」看護制度導入によって増えた看護師紹介会社を利用する採用コストを上まわる収入となる．

　これらのデータからもわかるように，人材が多いほど，病院の経営は安定

表1　届出入院基本料別看護職員離職率(2010年度)と入院基本料

	常勤離職率 (%)	新卒離職率 (%)	一般病棟入院基本料 (1日)
7対1看護	10.7	7.9	1,591点
10対1看護	10.7	9.2	1,332点
13対1看護	12.1	16.4	1,121点
15対1看護	12.6	10.2	960点

看護職員離職率は日本看護協会「2011年病院看護実態調査」(http://www.nurse.or.jp/up_pdf/20120806122153_f.pdf　2013年2月5日参照)，入院基本料は厚生労働省「中央社会保険医療協議会総会（第272回）議事次第」による．

する傾向にある．また，銀行が病院への融資を決める際に注視するポイントとして「医師や看護師が辞め始めている」「後継者や病院の要となる人が不在」など人材の確保に関することがあげられており，状況によっては「名簿の掲示」まで求めることがあるとしている（週刊ダイヤモンド，2012年10月27日号）．このことも人材の確保が経営に直結していることを示している．

4 人材の確保とコーチング

　人材の確保が病院経営に直結することを述べてきたが，ここで，コーチングを使って離職率を減らすことで，人材を増やした病院があるので，その事例を紹介したい．コーチングは双方向の対話を通じて，相手の目標達成をサポートするコミュニケーションである．

　高知県高知市のある病院では，看護部長が認定コーチの資格（一般財団法人生涯学習開発財団認定）を取得するためのトレーニングを受けた．院内の看護学生（奨学生）および看護師に対してコーチする中で，相手のめざしていた看護師像を明確にしたり，自分の目標を明確にしていった．その結果，2009年に16.7％あった離職率が2010年には5.6％に減り，看護師数も2009年に56.5人だったのが2010年に70.5人，看護設置基準も2009年の15対1から2010年の10対1に大きく改善することができた．

　また，看護部長本人も「コーチングを通して自分自身の価値観，自己認識

がしっかりして，それを言葉に落とせるようになった．誰かに何かをしてもらおうとか，押しつけるのではなく，周囲を引っ張っていくモデルに自分がならなくてはという発想になった」と変化を実感している．

　また，看護師だけではなく医師も含めてコーチングを取り入れ，人材確保をしている大学病院がある．和歌山県立医科大学病院では，2007年度に文部科学省が公募した「地域医療等の社会的ニーズに対応した質の高い医療人養成推進プログラム」に対し，「コーチングを活用した女性医師支援センター構想」を応募し，採択された．これは，認定コーチの資格保持者でもある畑埜義雄副学長が中心となって実践，コーチングを活用とした女性医師支援センター（現：女性医療人支援センター）を開設したのである．具体的には，出産・育児によって臨床現場を離れた女性医療人に対して，「将来の自己実現」というテーマでコーチすることによって，育児休業者の組織への帰属意識と職場復帰への意欲を高めた．その結果，職場復帰率の向上や，より短期間での職場復帰が実現されるなどの成果が出たのである．

　人材を増やすためには，当然のことながら「人材の増加−人材の減少＞0」でなくてはならない．7対1看護以降，「人材の増加」に力を入れる病院は増えているが，その前に「人材の減少」に手をつける必要がある．これは，出血と輸血の関係に似ているのではないだろうか．出血しているからと輸血を続けるのではなく，出血している箇所を止血することが優先されるのである．

　患者や医師，職員を惹きつけ，磁石のように離さない魅力的な病院は，マグネットホスピタルといわれている．人材の減少をおさえ，増加させている病院であるマグネットホスピタルになるための基準を桑原[1]は14項目あげているが，その中の11項目がリーダーシップやマネジメント，コミュニケーションに関係することであった．つまり，マグネットホスピタルになるためには，職員のリーダーシップ，マネジメント，コミュニケーションを強化することが近道と考えられる．

　数多くあるリーダーシップ，マネジメント，コミュニケーションの方法の中で，コーチングが選ばれている理由は，双方向のコミュニケーションに主眼をおいて，一人ひとりの主体性を引き出し，組織全体のリーダーシップ開

発をするという点が，マネジメントに携わる人から支持されているためだろう．

　また，コーチングでは，自分にとっての直接的な利害とは関係なく，純粋にその人のためになるか，成長を支援できるかという考えかた，すなわち「マインド」が求められるという[2]．意識だけでは，何も変わらないと思う方もいると思うが，周囲の人に対してどのような関心，意識をもっているのかは，実は非常に重要である．たとえばギャラップ社の調査によると上司が「部下の強みに意識を向けている」人である場合，そのチームで職場に不満をもつ人の割合は全体の1％（100人に1人）と少ない[3]．

　多職種が集まる病院において，誰か1人に役割をあてたり，活動方針を押しつけたりするのではなく，1人ひとりに目を向け，その人の成長に意識を向けてかかわることが重要である．そして，どんなゴールをめざすのか？　そのためにはどうしたらよいか？　ということを，スタッフ1人ひとりに考えてもらうというスタイルが確立できれば，自ずと魅力ある，働きやすい組織につながっていくだろう．その根底にあるのがコーチングを活用したコミュニケーションであり，それが，さまざまなリーダーシップを高めるスキルの中でコーチングが選ばれる理由でもある．

5 チーム医療と保険加算

　人材の確保という問題に関して医師と看護師を取り上げてきたが，病院の人材は，医師と看護師だけにとどまらない．薬剤師，理学療法士，管理栄養士を筆頭に，多くの職種のスタッフが働いている．各々の職種に応じた役割分担を明確にして仕事がなされてきているが，今日では，それらが協働するチーム医療に変化してきている．事実，この傾向が診療報酬の改定にも表れており，2010年の栄養サポートチーム（NST）に対する加算がはじまったのを皮切りに，チーム医療加算がスタートした．2012年の診療報酬改定では，さらに，精神科リエゾンチーム加算，呼吸ケアチーム加算などがスタートしている．また，2014年の診療報酬改定に向けて，チーム医療推進協議会が

新たに6つのチーム加算(救命救急チーム医療加算,病棟チーム医療加算,リハビリテーションチーム医療加算,透析患者チーム医療加算,がん患者外来チーム医療加算,生活習慣病チーム医療加算)に関する要望書を提出したと発表されている.このような診療報酬の流れからも,医療チームによる連携が促進されていることがわかる.

6 チーム医療にコーチング

　医療現場では,上記のような制度の変更などによって環境が変化してきたことに加え,マネジメントに関する知識やノウハウをもつことが重要視されてきた傾向もある.その背景に,患者の在院日数の短縮に伴い間接業務など医療従事者の仕事量が増大してきたことや,医療従事者の転職の容易さ,若年層の意識の変化などから,従来のトップダウン式の経営スタイルでは対応しきれなくなってきたことがあげられる.とりわけ医療現場においては,医師,看護師,薬剤師,理学療法士,管理栄養士など職種別の組織があるだけでなく,診療科や外来,病棟に分類されるチームなど,組織に多様性がある.異なる職種や診療科で対立したり,批判したりすることがないように特にコミュニケーションを心がける必要がある.

　コーチングは,相手と対等の立場で,相手の目標達成をサポートするコミュニケーションである.人は人それぞれ違う立場にたち,モチベーションがあがるポイントや働いている目的などの違いをふまえ,それぞれに合ったコミュニケーションをとることが前提である.いわば「テーラーメイド」なコミュニケーションである.声のかけかた1つをとっても,相手のコミュニケーションのタイプや,話し手との関係性やタイミングによって受けとめかたが異なることもある.たとえば「がんばってね」の一言でも,「応援してくれている」と受けとめる人もいれば,「突き放されている」と感じる人もいる.あるいは「わかっていないくせに何をいっている」と考える人もいるのである.そこで,コーチングでは,違いを認め,対話や観察によって相手に合わせたコミュニケーションをとることで,関係性を築き,組織を活性化していくの

である．

　職種や役割が異なる職員が集まるチーム医療において，互いを認め合うことができるマネジメントは効果的である．ある病院の会議では，当初「患者のために」という言葉を使って医療チームの一体感をはかろうとしたが，うまくいかなかった．そこにコーチの資格をもったものが加わり，「患者のために」という言葉の意味を，それぞれが，どのようにとらえているのかを考えてもらった．ある医師は「治癒すること」を最優先に考えており，ある看護師は「患者の家族を含めた患者のこと」を考えており，別の看護師は「患者の気持ち」を重要視していた．それら互いの価値観を知ってからは，相手の視点を踏まえて考えを聴けるようになり，相手が大切にしていることを担ってもらうようにし，円滑にチーム医療が行われるようになった．

　このような多職種が集まる会議は，チーム医療加算がスタートしてから，各病院で行われていることである．今まで一緒に仕事どころか，あまり話したこともなかった職種の人と仕事をするようになり，役割の交通整理がスムーズにいかず，やる気も下がり，それまで円滑にできていたことすら，できなくなっているケースや，チーム医療加算よりもミーティングのコストが上がってしまうケースを目にする．

　しかし，互いの役割や価値観，やる気のポイントを知り，相互に助け合っていけるようになると，チーム医療は加算分だけではなく，やる気の上昇や仕事の円滑化など，さまざまな効果が生まれる可能性がある．そこに，コーチングの視点が生きる可能性があると考える．

7 医療―介護連携と病院経営

　2003年から82の特定機能病院からスタートしたDPC（診断群分類包括評価：入院医療費の定額制度）も，2012年現在では1,500以上の病院が導入している．また，2008年から新設された退院調整加算が加わったことから，病院としては，できるだけ早く患者に退院もしくは転院してもらう必要が出てきた．

一方で，慢性期病院は急性期病院からの転院に対応することが増え，訪問診療を実施している診療所は退院後の対応が今まで以上に増えてきた．

　細かな診療報酬でも医療―介護連携に関するものが充実してきた．たとえば入院中の医療機関に在宅療養を支える医療機関の人がおもむくことによって算定される「退院前訪問指導料」や「介護支援連携指導料」，入院医療機関と在宅療養を支える医療機関が共同して指導し，患者に情報提供することによって算定される「退院時共同指導料」や「退院時共同指導加算」，また，在宅療養を支える医療機関が関係機関と連携することによって算定される「在宅患者連携指導料」や「在宅療養を支える患者緊急時等カンファレンス料」といったものである．この流れは，今まで，「急性期病院」「慢性期病院」「在宅診療」といった個々の施設として独立していた医療や介護の機関に「連携」が求められるようになってきたことを意味する．そもそも目的の異なる組織が，連携をするにあたって，交渉や調整，マネジメントなどのスキルが，各医療機関に求められるようになってきた．ここでも，違いを認め，相手に合わせるコミュニケーションとして，コーチングの活用が期待されている．

　前述のチーム医療の会議の例では，職種によって「患者のために」の意味が異なっていたが，医療機関自体の役割が異なると，さらに意味が異なってくる．たとえば急性期病院では「患者の命を救うために」であり，在宅診療では「患者の生活のために」となるなどである．

　実際，患者情報を記録する書類をとってみても急性期病院と在宅診療では，それぞれが重要視する情報が異なり，そのフォーマットも異なる．また，治療を重視する病院と生活を重視する在宅では，関係してくる職種が異なり，情報を取り扱う人の数も異なる．この違いを認識せずに連携すると，患者を引き受ける在宅診療では「患者の生活のことを何も考えていない急性期病院」という批判が生まれ，急性期病院では「役割を終えて患者を引き継いでいるのに，何度も問い合わせをしてきてしつこい」と感じたりする．ある訪問看護ステーションのステーション長は，医療施設とのやりとりの際に，相手に合わせて，双方向のコミュニケーションを意識したコーチ的なかかわりをした．それによって医療施設がもっている価値観を理解でき，連携時のストレ

スが減り，情報のやりとりでのすれ違いが減ったという．

　また，患者の退院指導にコーチングを活用することによって，退院までの期間が短くなるという事例も報告されている．退院指導の際に，退院後の「ビジョンを描く」ことを意識した質問をすることにより，患者がぼんやりともっている退院した後にやりたいことを明確にしていったのである．すると，退院を無理にすすめなくても，患者自身が積極的に退院に向けて行動するようになったという．出江[4]はリハビリテーションのモチベーションを高めるためには「患者の『ゴール』ではなく，『ホープ』を取り扱う」といっているが，これは退院指導に関してもいえることである．

8 まとめ

　病院経営を志していた筆者が，認定メディカルコーチの資格取得を決心したのには，コーチングが看護および医療全体を活性化する可能性があると感じたからである．患者に笑顔になってもらうためには，まず看護師の笑顔が必要だと考えた．看護師の笑顔がなくても努力によって患者を笑顔にすることは可能だと思うが，その状態は長くは続かない．

　医療従事者の多くが，高校卒業時の進路を考える際，「人の役に立ちたい」「助けたい」という想いをもっていただろう．筆者も同じ想いで看護師の資格を取得したが，いざ働きはじめると，医療従事者どうしのコミュニケーションで，もったいないと思うことが多かった．患者からの一言で，やる気が上がる姿を見る一方で，同僚からの一言で，やる気が下がる姿を見かけ，同じ想いをもって職業についた者どうしの行動として，もったいないと感じたのである．そこには，医療の世界ならではの2つの文化による弊害があるようだ．

　1つ目の文化は，基準値である．医療従事者として働くためには非常に重要で，そして使いやすいものだ．病気では，基準値を超えると「○○過多症」や「○○機能亢進症」になり，基準値より下まわると「○○機能低下症」や「○○欠乏症」になる．医療従事者は，この基準値的思考を度重なるテストによ

って身につけてきている．そして人材教育や同僚とのかかわりにも，それを当てはめてしまっているようだ．「〇〇ができていない(臨床能力欠乏症)」「患者にかかわりすぎ(患者関係過多症)」と判断してしまう．しかも厄介なのが，病気と異なって人とのかかわりの基準値は，判断する人の主観や受けてきた教育によって異なるのである．つまり，「A主任からほめられたが，B先輩からは注意された」といった状況が生まれている．特に，本人が得意だと思っているものに対して，そのような評価がされるとむずかしい状況になる．得意なものというのは，その人が意識的・無意識的に努力を繰り返してきたものだからである．その得意なものが否定されてしまうと，その人は自分の存在自体を否定されている感覚に陥ってしまうことがある．

　2つ目の文化は「できていて当たり前，知っていて当たり前」である．人の生命を取り扱う職業なので，できることは当たり前のことではあるが，ひどく注意をされたことが「できる」ようになったとしても，それは当たり前で何の評価もされないのである．また，本人がいくら努力をしても，ほめられることはまれである．これは，自己否定感を増長し，自己成長感を減少させる．そのような職場では，仕事の充実感は低い．

　どんなに過酷な職場でも，ちょっとした承認や感謝の一言で救われ，それが働き続ける原動力になることもある．そのお陰で笑顔になれることがある．逆にどんなに条件のよい職場でも，ささいな人間関係の不調和によって人は辞めていく．病院の経営は，究極的には，よりよい職場環境をつくることだと信じるし，それはコミュニケーションによって成り立つと感じている．

　確かに「診療報酬の改定に対応すること」「名医や名看護師などエキスパートを集め医療を提供すること」「キレイな病院にすること」「わかりやすいホームページをつくること」どれも病院経営にとって大切なことだが，病院経営の本質は「人」と「コミュニケーション」である．「人」が「人」に対して直接サービスを提供する医療にとって，「人」が一番大切である．事実，病院の全費用の約半分を人件費が占めているではないか．そして「人」が「人」と仕事をしているそこには「コミュニケーション」がある．

　「コミュニケーション」は，経営者だけが実施するものではなく，すべての

「人」が行うものである．この本を手に取った人は，ぜひとも病院経営の第一歩として，自分のコミュニケーションに目を向けてほしい．その際に，コーチングを知り，少しずつでもそれを実践していくことは，医療現場で働く際に必ず役立つだろう．そして，実践していく中で重要なのは「継続する」ことである．

コーチングは人間相手に実践するものなので，医療行為と同様，現場での実践の積み重ねが必要である．講義を受けただけで看護ケアができないことと同様，講演会の受講や読書だけではコーチングは身につかない．現場での実践と継続的・反復的な行動によって身につくのである．第2章以降で紹介されるコーチング，そして事例を参考に，ぜひ継続してもらいたい．

文献
1) 桑原美弥子：マグネット・ホスピタル入門─磁石のように看護師を引きつける病院づくり，ライフサポート社，東京，2008．
2) 伊藤守，鈴木義幸，金井壽宏：神戸大学ビジネススクールで教えるコーチング・リーダーシップ，ダイヤモンド社，東京，2010．
3) トム・ラス，ジム・ハーター著，森川里美訳：幸福の習慣，ディスカヴァー・トゥエンティワン，東京，2011．
4) 出江紳一：リハスタッフのためのコーチング活用ガイド，医歯薬出版，東京，2009．
5) 松村啓史：激務は人生を幸せにするナイチンゲール病院経営学，メディカ出版，大阪，2009．
6) 松村啓史：ナイチンゲールに学ぶときめきの経営学，メディカ出版，大阪，2007．
7) クィント・ステューダー著，鐘江康一郎訳：エクセレント・ホスピタル，ディスカヴァー・トゥエンティワン，東京，2011．

本書に出てくる略語	
略語	原語と意味
CS	communication skill，コミュニケーションスキル
DESC法	自分の要望を伝えるときや，言いづらいことをいうときに用いる方法．describe（客観的な描写），express（主観的な気持ちの表現），specify（具体的な提案），choose（選択）の4つに整理して伝える
EQ	emotional quotient，感情を管理する能力
FD	faculty development，教員の教育・研究能力を向上するための組織的取り組み
MCTP	Medical Coach Training Program．チーム医療の促進に向けたコミュニケーショントレーニングのプログラム（コーチ・エィ）
NLP	neuro-linguistic programming，神経言語プログラミング

本書に出てくるカタカナ語

カタカナ語	意味
アイスブレイク	コーチの自己紹介と簡単な言葉のやりとり
アクノリッジ	acknowledge，承認
アサーション	自分の意見や主張・感情を周囲の状況をふまえて表現すること
アップセット	ものごとを適切に扱えなくなった状態
アナライザー	4つのタイプ分けの1つ．自己主張が弱く，感情表出が低いタイプ．正確さを大切にしている
エンジェルアイ	母親が子どもに見せるような相手のすべてを受け入れる視線
コーチ	意欲や潜在力を引き出し，自発的な行動によって成長・変化をうながし，目標達成に導く人
コーチングフロー	コーチングを用いた会話（セッション）の流れ
コントローラー	4つのタイプ分けの1つ．自己主張が強く，感情表出が低いタイプ．大切にしているのはスピードと判断である
サポーター	4つのタイプ分けの1つ．自己主張が弱く，感情表出が高いタイプ．大切にしているのは合意である
シャンパンタワーの法則	自分が満たされなければ他の人を満たすことができないというシャンパンタワーになぞらえた考えかた
ジョハリの窓	自己の公開に視点をおいたコミュニケーションのモデル
タイプ分け	他者とのコミュニケーションの取りかたを，そのコミュニケーションスタイルによって分類したもの
テレコーチング	電話を用いたコーチング
ハラスメント	harassment，他者に適正な範囲を超えて，精神的・身体的苦痛を与えること
ピアコーチング	コーチとクライアントの関係を固定せず，相互にその立場をとり合うコーチング
ファシリテーション	facilitation，会議などで参加者の発言しやすい環境づくりをしたり，その発言を会議のテーマに沿う方向へと導くなどの調整を行い，協働作業を円滑化する方法
プレコーチング	コーチングの前に行うクライアントとの信頼関係づくりや要望の把握など
プロモーター	4つのタイプ分けの1つ．自己主張が強く，感情表出が高いタイプ．人に影響することを大切にしている
ペーシング	pacing，コミュニケーションにおいて相手に合わせること
メディカルコーチ	医療従事者への専門的コーチングを行うコーチ
ラインケア	職場で直接かかわる管理者などが，職場環境の改善をはかり，職員に個別の指導・相談を行うこと
リフレイン	refrain，相手の言った言葉を繰り返す手法．相手は自分の意見を受け入れられたと感じる

第2章

自分と相手のタイプを知る

- **タイプ分けのスキル**…40

4つのコミュニケーションのタイプでの失敗例と成功例を比較しながら，タイプ別のコミュニケーションのスキルを学ぶ．

第2章｜自分と相手のタイプを知る

タイプ分けのスキル

1 タイプ分けのスキルとは

▶コミュニケーションスタイル

　コミュニケーションはキャッチボールである[1]．キャッチボールをするときに相手が受け取りやすいボールを考えるように，コミュニケーションでも相手のコミュニケーションスタイル（タイプ）に注意を払うことが必要である．これはコーチングにおいても同様である．

　ここでいうタイプとは，コミュニケーションのスタイルであって，その人の性格ではない．コミュニケーションにも影響する人の性格は，遺伝子と成育環境によって形成される．しかし，コミュニケーションのスタイルは，相手によって変わり，また意図的に選択することも可能である．

　相手のタイプに合わせてコミュニケーションをするとはどういうことだろうか．とりあえず，ここではコミュニケーションを，情報，質問，提案，要望のいずれかであるとする．

　たとえば「情報」を求めている人がいたとすると，その人が早く判断することを重視するのか，正確さを重視するのかで，「情報」の提示方法が異なってくる．

　また「質問」をする場合，合意を重視する人に対しては，最初から意見の違いを際立たせる質問はしにくいだろう．一方，正確さを重視する人に対しては，何を問うているのかを明確にする必要がある．

　「提案」や「要望」は，そもそも相手に採否の決定権があるが，自分の判断を重視する人に対しては，特にそのことに配慮する必要がある．

▶4つのタイプ分け

　コミュニケーションのタイプは百人百様であり，その人に関心をもち，よく観察する必要がある．コーチングを学習する過程で，どこに着目して人を観察すればよいかは，コーチ・エィが開発した次の4つのタイプ分け[2]が役に立つ（図1）．ここでは，コミュニケーションスタイルを自己主張と感情表出という2つの軸から，4つのタイプに分けている．

①**コントローラー**：自己主張が強く，感情表出が低いタイプ．大切にしているのはスピードと判断である．

②**プロモーター**：自己主張が強く，感情表出が高いタイプ．人に影響することを大切にしている．

③**アナライザー**：自己主張が弱く，感情表出が低いタイプ．正確さを大切にしている．

④**サポーター**：自己主張が弱く，感情表出が高いタイプ．大切にしているのは合意である．

　相手のタイプを想像できると，投げるボール（コミュニケーション）を意図的に選択したり，相手からくるボールを予測したりできるようになる．

　また，自分のタイプを認識すれば，自分が投げているボールが相手にどの

図1　コミュニケーションスタイルのタイプ分け
〈　〉内はそれぞれのタイプが大切にしている事柄を示す．

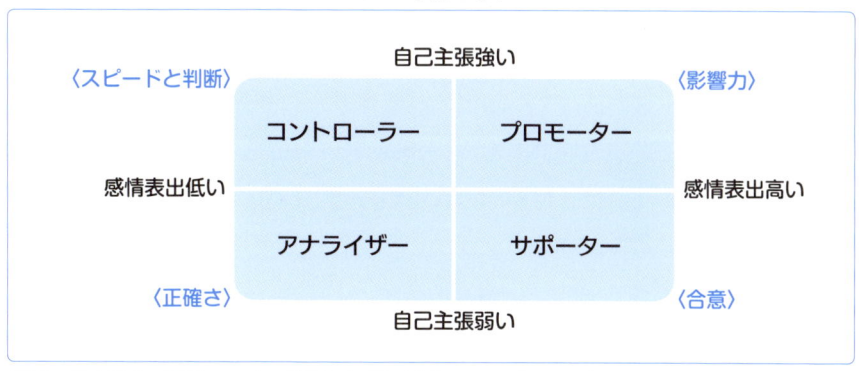

	自己主張強い	
〈スピードと判断〉	コントローラー ｜ プロモーター	〈影響力〉
感情表出低い	アナライザー ｜ サポーター	感情表出高い
〈正確さ〉	自己主張弱い	〈合意〉

（出典　鈴木義幸：図解　コーチング流タイプ分けを知ってアプローチするとうまくいく，ディスカヴァー・トゥエンティワン，2006）

＊タイプ分けに関する著作権は，株式会社コーチ・エィに帰属する．無断転載・複写を禁止する．

ように届いているのかを想像できたり，相手のボールを受けとめる心構えを準備できたりする．これはチーム医療のマネジメントにおいて，コミュニケーションというキャッチボールの可能性の幅を広げ，質を高めるのに役立つだろう．

注意したいのは，タイプ分けは1つの道具であり，味覚にたとえると「甘い」「からい」「しょっぱい」「苦い」「酸っぱい」のようなものである．味はこの5種類のどれかに当てはまるのではなく，それらが複雑に混じり合っている．タイプ分けを使いこなし，さらに相手がどのような人なのか，わかった気にならずに，興味をもち続けることが大切である．

2 マネジメントにタイプ分けのスキルを使う

先にクライアント（例では患者だった）が認識していたコーチングの機能は，①日常生活の場で自分の話ができる，②新たな視点に気づく，③自分ができることを新たにはじめ継続する，であると述べた（p.8）．この3つの機能ごとに，タイプ分けのスキルを使うポイントを以下に解説する．それぞれの場面で，読者は管理者や会議を運営する司会者の立場になり想像してほしい．

なお，「日常生活の場で自分の話ができる」は，「自由に話せる場をつくる」と言い換えてみた．

▶日常生活の場で自分の話ができる（自由に話せる場をつくる）

チームメンバーとの面談や会議では，参加者からできるだけ多くの考えや意見を引き出すことが大切である．もし参加者の中に黙っている人がいたら，マネジメントを行う者は，何がその人を黙らせているのかに注意を向け，対処する必要がある．ここでは，タイプごとに話しにくくなる理由を考えることにする．

コントローラー

コントローラーの特徴：自分が優位な立場にたち，その場をコントロール

できるとわかるまで口を開かない．褒(ほ)めると警戒する．自分がそうなので，他人や他人がしたことをあまり褒めることはない．また，他人の意見に追従的に同意する発言はまれである．

　場面例：会議の場で，読者が司会者，コントローラーのＡさんが参加者である場面を想像してほしい．

【発言を促す】

失敗例	**司会者**「Ａさんは，このことについてどう考えますか？」 **Ａさん**「別に．特段の意見はありません．各々が自分で考えればよいでしょう」
成功例	**司会者**「Ａさん，このことに関してＡさんの考えをお聞きしてよろしいですか？」 **Ａさん**「端的に申し上げるなら，○○をするべきだと思います」 （**Point** 質問するというよりは教えを請う）

【意見をフォローする】

失敗例	**司会者**「すばらしい意見ですね」 **Ａさん**「そうですかね」
成功例	**司会者**「明確な判断を示してくださりありがとうございます．○○の部分について，もう少し教えていただけますでしょうか」 **Ａさん**「それは簡単に言うと，○○ということです」 （**Point** 要望を端的に伝える）

　その他の場面：逆に司会者がコントローラーの場合の**失敗例**には，次のようなものがある．

　✕プロモーターに「今議論しているのはそのことではありません」と話の自由度を狭める．

　✕アナライザーに「結論から述べてください」と急(せ)かす．

　✕サポーターに「それで」と冷たい相づちで先を促す．

プロモーター

　プロモーターの特徴：ダメ出しされると黙る．いきなり各論的で間口の狭い質問をされると話す意欲が低下する．

　場面例：管理者とプロモーターのＢさんとの面談の場面．

タイプ分けのスキル　43

【仕事の目標を聞く】

失敗例
管理者「業績の数値目標をあげてください」
Bさん「そうですね．現在の値の110％くらいですかね」
管理者「わかりました．がんばってください」
Bさん「はい．ありがとうございます」

成功例
管理者「Bさんの仕事ぶりは職場全体を明るくしていますね．これからの目標はどんなふうに考えていますか？」
Bさん「いろいろやりたい企画があるんです．○○とか，○○とか」
管理者「ほー．おもしろそうですね」
Bさん「そうなんです」
管理者「それをどう実現するか，具体的な内容を一緒に考えてみましょうか」
（**Point** 褒めて引き出す．話が拡散しないように適度に手綱を締める）

【仕事の達成状況を聞く】

失敗例
管理者「それぞれの項目について達成状況を説明してください」
Bさん「はい．まず，1番目は○○です」
管理者「なるほど．次はどうでしょう」

成功例
管理者「ここまでの成功例を話してください」
Bさん「はい．最もうまくいったのは○○でした」
管理者「それはすごいですね．うまくいった要因は何でしょう」
（**Point** 状況分析を求めるのではなく，成功体験を自由に語れるようにする）

　その他の場面：管理者がプロモーターの場合の**失敗例**としては，次のようなものがある．

　✗ コントローラーに「ところで，あの話ですが……」と話題を同意なく切り替える．

　✗ アナライザーに「そういう細かいことはいいですから」と，筋道立ったくわしい説明をあまり聞かない．

　✗ サポーターに「これでよいですか」と聞く，あるいは「いいですよね」と同意を求める（サポーターがノーという自由を制限する）．

アナライザー

　アナライザーの特徴：正確さを重視するため，正しい回答を考える時間が必要である．間口の広い質問をされると混乱することがある．

場面例：プロジェクト委員会で，司会者がアナライザーのCさんにアイデアを求める場面．

【アイデアを求める】

失敗例	司会者「Cさん，何かアイデアはないですか？」 Cさん「何に関することでしょうか？」 司会者「○○部署と○○部署との間で連絡がうまくとれていないのですが……」 Cさん「原因と対策ということでしょうか？」 司会者「はい」 Cさん「この場で答えは出せません」
成功例	司会者「Cさん，○○部署と○○部署との間で連絡がうまくとれていなくて困っています．電子カルテシステムの改良点として何かアイデアはないでしょうか」 Cさん「情報共有の側面では，異なる部署の情報を閲覧できないことが問題です．また，情報伝達の側面では，メールシステムの使い勝手の悪さが問題としてあげられます」 司会者「もう少し，くわしく教えていただけますか？」 (**Point** 相手の専門性を活かし，具体的な質問をする)

その他の場面：司会者がアナライザーの場合の**失敗例**としては，次のようなものがある．

✘ コントローラーの結論的な発言内容にいらだってしまい，有用なアイデアを拾い上げ損なう．

✘ プロモーターの発散的な発言内容にいらだってしまい，否定的なコメントによって，次の発言の芽をつんでしまう．

✘ サポーターの様子見的な発言内容にいらだってしまい，会議全体の協調性に対するサポーターの貢献に気づかない．

サポーター

サポーターの特徴：異論を唱えるのが苦手である．

場面例：管理者とサポーターのDさんとの3分間コーチングの場面．日常業務の中で3分間でも部下と話す時間を定期的につくることは，組織管理で役に立つ．

【仕事の進捗状況をたずねる】

失敗例
管理者「このあいだ頼んでおいた書類はどうなっていますか？」
Dさん「昨日，事務に提出しておきました．報告が遅くなってすみません」
管理者「そうですか．ご苦労さまでした」

成功例
管理者「このあいだ頼んでおいた書類はどうなっていますか？」
Dさん「昨日，事務に提出しておきました．報告が遅くなってすみません」
管理者「いつもきちんと仕事をしてくれてありがとうございます．負担になっていませんか？」
Dさん「ありがとうございます．今のところ大丈夫です」
管理者「苦しいときは遠慮なく教えてください」
(**Point** 相手の仕事ぶりに関心をもっていることを示し，「ノー」と言う自由を与える)

その他の場面：管理者がサポーターの場合の**失敗例**としては，次のようなものがある．

× コントローラーに「調子はどうですか．もし忙しかったらいいんですが，○○さんが体調を崩して他に頼める人がいないので，できたらこの書類のコピーをお願いできますか？」と外堀から埋めるような頼みかたをする．

× プロモーターに「面倒な雑用をお願いしてすみませんが，例の書類はできていますか？」と，仕事のインパクトを低く評価し，かつ窮屈感を与える質問をする．

× アナライザーに「仕事の調子はどう？」と，ただ相手への関心を示すだけの漠然とした質問をする．

▶新たな視点に気づく（視点を変えさせる）

視点を変えるには，戦略的な質問が有効である．視点を変える質問とはどのようなものか，またタイプによってどのように使い分けたらよいだろうか．

コントローラー

コントローラーの特徴：質問されて主導権を奪われることを嫌う．質問というよりは，教えを請うような表現を用いるとよい．また，褒めすぎると，かえって警戒される．

場面例：部下の育成に意識が向きはじめたコントローラーの中堅Aさん

に対して，部下育成を管理者がどのように支援できるかを考えてみる．

【リーダーシップを育てる】

失敗例	管理者「最近，Aさんの部署の若手はずいぶん活躍していますね．Aさんの指導のたまものでしょうか」 Aさん「別に大したことはしていません．褒めてくださってありがとうございます」
成功例	管理者「Aさんの部署で若手が実績をあげていますね．以前と比べてAさんの指導方法に違いがあるのか，教えていただけないでしょうか」 Aさん「大したことはしていませんが，1対1の面談時間をもつ頻度を増やしました．また，面談の話題のために若手の行動をよく観察するようになり，些細なことでも努力の跡があれば，それを認めるようにしました」 管理者「そうだったんですね．以前のAさんはあまり他人を褒めなかったように思いますし，若手に対しては，個別面談よりも指示を出す場面が多かったように思います．そのようにやりかたを変えた理由は何ですか？」 Aさん「変えたというよりも，そのような指導方法も追加したということです．全員に檄を飛ばすこともありますよ」 管理者「なるほど」 （Point 質問の意図を明確にし，端的にたずねる）

その他の場面：管理者がコントローラーの場合の**失敗例**としては，次のようなものがある．

- ✗プロモーターに対して「若手には目標をしっかりもたせることが大切です．今までどんなふうにしていたのですか」と，やりかたを押しつけたり，過去の問題点を指摘するように問いかけたりする．
- ✗アナライザーに対して「最近の若手はどうですか？」と，いきなり間口の広い質問をする．
- ✗サポーターに対して「あの仕事を（若手の）○○さんに任せてよいか，意見を聞かせてほしい」と，いきなり立場を鮮明にさせる質問をする．

プロモーター

　プロモーターの特徴：未来のビジョンを自由に描くことを好むが，計画の細部を組み立てるのは苦手．質問されることを好むが，答えが収束しにくい傾向がある．

場面例：プロジェクトの進捗が遅れているチームリーダーのBさんに，管理者が問いかける場面．

【進捗の遅れをフォローする】

失敗例
管理者「進捗が遅れている原因は何だと思いますか？」
Bさん「メンバーの何人かが風邪で休んだからだと思います」
管理者「これから遅れを取りもどせそうですか？」
Bさん「はい．がんばります」

成功例
管理者「現在のプロジェクトの進捗は何割くらいでしょうか？」
Bさん「まだ4割程度です」
管理者「予定よりも遅れているのですね」
Bさん「はい」
管理者「遅れを取りもどすためにしようと考えていることを自由に話してもらえますか？」
Bさん「○○，○○，○○などが考えられますが，どうでしょうか？」
管理者「この中で，どのやりかたを採用することが，このプロジェクトが実現した未来のイメージに，一番近いと思いますか？」
(**Point** できていない部分を指摘しつつ，過去から未来に視点を移し自由に話させる)

その他の場面：管理者がプロモーターである場合の**失敗例**としては，次のようなものがある．

✗コントローラーに，会話の主導権を奪うような質問を多数投げかける．

✗アナライザーに，合理的な説明なしに，現在のやりかたへの疑問を投げかける．

✗サポーターに「プロジェクトの遅れを取りもどすには何ができますか？」と，現状を否定する立場から質問する（管理者が一緒に解決したいという意思を示したうえで，それまでの過程における成功事例をたずねたり，失敗例から何を学んだかをたずねたりすることもできるだろう）．

アナライザー

アナライザーの特徴：具体的な質問に正確に答えるタイプ．そのため主観的な意見や情緒的な側面を問われるのは苦手．

場面例：病院事業計画の策定を求められているアナライザーのCさんに，管理者が問いかける場面．管理者としては，新規の事業を展開したい．

【計画の推進を求める】

失敗例
管理者「来年度の病院事業計画ですが，どんな具合でしょうか？」
Cさん「具体的には，どの部分のことですか？」
管理者「新規事業の提案と予算に関する部分です」
Cさん「それは，まだできていません」
管理者「なぜですか？」
Cさん「従来事業の見なおしをしているところです」
管理者「その前に新規事業について考えてもらえないと困るのですが……」

成功例
管理者「来年度の病院事業計画について，ここまで，できている部分を教えてください」
Cさん「従来事業の見なおしをはじめたところです．○○と○○について，経費の改善計画を策定しています」
管理者「わかりました．従来事業の経費を削減するのですね．そこからはじめた理由は何ですか？」
Cさん「私としては，新規事業を提案したいのですが，その経費を確保するためには従来事業の経費を節減する必要があるからです」
管理者「なるほど．もう少しくわしく新規事業計画について話してもらえますか？」
(**Point** アナライザーの仕事のペースを尊重する．また行動計画には根拠があることを認める)

その他の場面：管理者がアナライザーである場合の**失敗例**としては，次のようなものがある．

- ✗コントローラーに対して，新規事業計画を展開する背景と目的を，順を追って説明してから「どのような案があるでしょうか？」と質問する．
- ✗プロモーターに対して，自由に提案させるだけで，優先順位や具体的な計画をたずねることなく放置する（自分が計画的なので，相手もそうだと思い込む）．
- ✗サポーターに対して，仕事を丸投げしてフォローせず，「事業計画書はできましたか？」と結果のみに関心を向けた質問をする．

サポーター

サポーターの特徴：肯定してほしい，関心をもってほしいという欲求が強い．肯定的なメッセージを投げかけられ，安心した状態で質問を受けると，

相手の顔色を見た回答ではなく，自由な発想を表出することができる．

　場面例：ケアレスミスの多いサポーターのDさんに対して，管理者が問いかける場面．

【ミスのフォローをする】

失敗例
管理者「Dさん，この間のミスのことなのですが，もう少し注意してもらえませんか？」
Dさん「どうもすみませんでした．これから注意したいと思います」
管理者「具体的には，どこをどう注意するのでしょうか」
Dさん「突発的な予定が入るとあせるので，できるだけ他の予定を入れないようにします」
管理者「突発的な事態にも対応するのがDさんの仕事だと思いますよ」
Dさん「はい．すみません」

成功例
管理者「Dさん．話したいことがあるので，今3分間ほど時間をもらっていいですか？」
Dさん「はい」
管理者「Dさんはいつも他の人の仕事をカバーしてくださるので助かります．Dさんがそれで負担になっていないか心配しているのですが」
Dさん「ありがとうございます．頼まれると断われなくて，それで自分の仕事がおろそかになることがあるように思います」
管理者「そうですか．頼まれると断われないのですね」
Dさん「はい」
管理者「この間のミスのことを一緒に考えたいのですがいいですか」
Dさん「はい．私も相談したいと思っていたのです」
管理者「Dさんが自分の仕事に集中するために，周りの人に要望したいことがあれば教えてもらえないでしょうか？」
(**Point** 普段の仕事ぶりを観察してそれを伝え，一緒に課題を考える姿勢を示す)

　その他の場面：管理者がサポーターである場合の**失敗例**としては，次のようなものがある．

- ✗コントローラーに対して「仕事の量が多くて負担になっていませんか」と遠まわしな質問から入る．
- ✗プロモーターに対して「仕事でのミスが多いですね．何か手伝えることはないですか」と否定から入る（ミスのしかたに，その人らしい強みはないか考えることもできるだろう）．
- ✗アナライザーに対して「むずかしい仕事を頼んですみませんが，正確に

仕事をしてください」と，本人の仕事への取り組みかたに関心を示さず，漠然とした評価や要望をする．

▶自分ができることを新たにはじめ継続する
（行動を起こさせ，継続させる）

コーチは，時に提案・要望によって行動を開始させる．また行動の継続には行動結果のフォローと，繰り返し目標を再確認することが必要である．

コントローラー

コントローラーの特徴：コントロールされることを嫌う．しかし率直な要望には耳を傾ける．

場面例：コントローラーであるAさんは，チームリーダーになって2年目．リーダーとしての仕事にも慣れてきた．管理者はAさんが，さらに成長するための目標をもってもらいたいと思っている．

【リーダーシップを育てる】

失敗例
管理者「Aさんのチームは，よくまとまっているようですね」
Aさん「そうですか．1年間リーダーをしてきて，メンバーのこともわかってきましたから」
管理者「Aさんは，このチームをどのようなチームにしたいと考えているのですか？」
Aさん「そうですね．成果を上げられるようにしたいと思います」
管理者「どのような成果ですか？」
Aさん「組織全体に貢献できるような成果です．」
（Point 質問に対する回答の具体性のレベルが変わらず横すべりしている）

成功例
管理者「Aさんのチームのことで教えてほしいことがあります」
Aさん「何でしょうか」
管理者「この1年間リーダーとして心に留めてきたこと，そしてこれから1年でこのチームが達成したい課題は何でしょうか」
Aさん「この1年は，○○の課題達成という目標を明確にし，それにメンバーが集中できるように配慮しました．これからの1年では，5年後を見すえた目標へ向かっていきたいと考えていますが，具体的な課題がまだ明確ではありません」
管理者「それに関して，管理者としての要望を話してもいいですか？」

Aさん「どうぞ」
(Point 前置きをして，質問し，さらに率直に要望する)

その他の場面：管理者がコントローラーである場合の**失敗例**としては，次のようなものがある．
- ✕プロモーターのあげた成果を褒めずに次の仕事をうながす．
- ✕アナライザーのあげた成果の細部や専門性の高さを褒めずに，「よくやった」とだけ言う．
- ✕サポーターに仕事を丸投げしてフォローせず，結果のみを評価する．

プロモーター

プロモーターの特徴：新しい仕事をはじめることを好むが，実現までの精緻な計画立案や，計画を継続することが苦手．自由度を制限されると，やる気をなくす．

場面例：プロモーターのBさんは，ある研修会の開催を任せられ，そのための委員会を組織したが，その後の進捗が遅れている．管理者はBさんをどのように支援できるだろうか．

【プロジェクトを管理する】

失敗例	管理者「Bさん，例の研修会の準備状況を教えてもらえますか？」 Bさん「大まかな日程と場所は決めたのですが，プログラムの詳細は未定です」 管理者「何が障害になっているのですか？」 Bさん「忙しくて，準備委員会を開催できていないのです」 管理者「そうですか．明日までに対策を考えて報告してください」
成功例	管理者「例の研修会のことですが，Bさんが責任者ということで，どんなアイデアが出てくるのかとても楽しみにしています」 Bさん「ありがとうございます．ただ，忙しくて準備委員会を開けていないのです」 管理者「そうですか．時間調整がむずかしいのですね．委員会のメンバーで誰か，そこを手伝ってくれそうな人はいませんか？」 Bさん「○○さんに頼めるかもしれません」 管理者「そのように役割を分担するとよいと思います．委員会開催の連絡などは○○さんにお願いするとして，Bさんはどのようにこの委員会をリードしていきたいですか？」

Bさん「せっかくいただいた貴重な機会なので，私が今まで考えていたチーム医療促進というテーマを，メンバーが共有できるようにしたいと考えています」
管理者「大いに楽しみにしています．他に準備の進めかたについて提案や質問はないですか？」
(Point プロモーターの強みを活かすにはどうすればよいかを考えて，提案や質問をする)

その他の場面：管理者がプロモーターである場合の**失敗例**としては，次のようなものがある．

× コントローラーに対して「たくさんの人に参加してもらって，一緒にすばらしい研修会にしましょうよ！」と実質的な業務に言及せずに，相手を巻き込むような言葉で励ましを伝える．

× アナライザーに対して「細かいことは気にしないで，とりあえずやってみてください」と，正確な段取りや相手の専門性を尊重しない．

× サポーターに対して「期待しているからがんばって」と，相手の負担感を忖度せずに仕事を丸投げする．

アナライザー

アナライザーの特徴：計画を立て，それが正確に実行されることを好む．自分のことはあまり話さず，傍観者的である．

場面例：アナライザーのCさんは，複数部署の連携が必要な診療体制の構築を任せられたが，ある部署の参加度が低いためにプロジェクトが進まず困っている．管理者はCさんをどのように支援できるだろうか．

【組織横断的プロジェクトを推進する】

| 失敗例 | 管理者「例のプロジェクトのことで困っていると聞いたのですが，何かお手伝いできることはないですか？」
Cさん「○○部門が業務多忙を理由に，協力がむずかしいと言ってきています．何かいいアイデアはないでしょうか？」
管理者「そうですか．このプロジェクトの意義が十分に○○部門に伝わっていないのではないでしょうか．熱意をもって，もう一度説得してみてください」 |

> **成功例**
> **管理者**「例のプロジェクトに○○部門が消極的で困っていると聞いたいのですが,もう少しくわしく教えてもらえますか?」
> **Cさん**「業務多忙が理由です.何かよいアイデアはないでしょうか」
> **管理者**「私はCさんのマネジメント力を高く評価しています.このプロジェクトが○○部門に与えるメリットをどのように説明したのでしょうか」
> **Cさん**「患者ニーズに応えることになりますし,診療の質と診療効率の両方が向上することを説明しました.○○部門は確かに多忙な部署なので,仕事のやりかたを変えることの負担感が重く感じられるのでしょう」
> **管理者**「実際どの程度の負担になるのかを,シミュレートすることはできますか?」
> **Cさん**「はい.新しい診療体制での各部署の業務分担を明確に図示するなどして,○○部門の負担がむしろ軽減することを説明してみます」
> (**Point** 精神論で押し切るのではなく,論理的に問題をほぐしていく)

 その他の場面:管理者がアナライザーである場合の**失敗例**としては,次のようなものがある.

- ✗コントローラーの結論志向的な態度に対して,コミュニケーションをとることを億劫に感じてしまう.
- ✗プロモーターに対して,計画の細部の不備を指摘するだけで,全体の意義やアイデアの新規性を評価しない.
- ✗サポーターに対して,共感や情緒的な支援の表明をせずに,論理的な提案・要望を重ねる.

サポーター

 サポーターの特徴:相手の期待に応えているかを気にかける.協調することと追従することの境界線を引くことがむずかしい.

 場面例:サポーターのDさんは,病院内のある委員会の責任者となった.さまざまな部署のメンバーが,それぞれ勝手な主張をする,と頭を悩ませている.管理者はDさんをどのように支援できるだろうか.

【委員会を機能させる】

失敗例
管理者「Dさん，委員長のお仕事ご苦労さまです．委員会のほうはどうですか？」
Dさん「メンバーが自己主張の強い人，理屈っぽい人，アイデアを言いっぱなしの人の集まりで，会議がまとまりません」
管理者「いろいろな人がいるのは当たり前で，それをまとめるのが委員長の仕事ですよ」
Dさん「それはわかっているのです．ですから，できるだけメンバーの話をよく聴こうと努力しているのですが，皆，話すばかりで……」
管理者「大変ですね．粘り強くがんばってみてください」

成功例
管理者「委員長の仕事は大変でしょう．委員会の様子を教えてください」
Dさん「すぐに結論を出したがる人や，細かいところにこだわる人，その場では盛り上がるのに計画の具体性に欠ける人，いろいろでまとまりません」
管理者「それは大変ですね．Dさんは，コミュニケーションのスタイルが人によって違うことはわかりますよね．今困っている人たちのいいところをあげてみませんか？」
Dさん「そうですね……，結論を急ぐ人は，主張が単刀直入でわかりやすいです．細部にこだわる人は，提案する計画が緻密で，事務連絡の見落としもありません．具体性に欠ける人は，議論が袋小路に入ったときに斬新なアイデアを出してくれます．私は，意見が一致しなかったり，まとまらない方向に発散することに，不安になっていたと思います」
管理者「これからの委員会運営のやりかたで，どのようなことに気をつけますか？」

(**Point** 状況に自分を合わせる傾向のサポーターが陥りやすい「被害者」の立場から，主体的に責任を引き受ける立場にもどす質問や提案をする)

その他の場面：管理者がサポーターである場合の**失敗例**としては，次のようなものがある．

× コントローラーに対して「委員長としてがんばっていますね」と，具体的な成果の賞揚ではなく褒める．

× プロモーターに対して「大変でしょうから，委員会の活動計画は例年の活動を踏襲してくれればいいですよ」と，独自のアイデアや新しさを重視しない形で気づかいの言葉を述べる．

× アナライザーに対して「はじめてみて困ったことがあれば相談してくだ

さい」と委員会の目的を十分説明せずに委員長を任せる．

文献
1) 伊藤守：コミュニケーションはキャッチボール，ディスカヴァー・トゥエンティワン，東京，2004．
2) 鈴木義幸：図解 コーチング流タイプ分けを知ってアプローチするとうまくいく，ディスカヴァー・トゥエンティワン，東京，2006

---

column 聴くことを学んだ一冊の本

「If Live to Be 100」*は，筆者がコーチングの実践を学びはじめたころに，コーチから勧められた本の1つである．この15人のセンテナリアン(centenarian, 100年以上生きた人)へのインタビュー録のまえがきで，本書の著者は「これは聴くことを学んだ私の物語でもある」と述べている．この言葉から20世紀の口述記録をつくる，あるいは100歳まで生きる秘訣を聞き出す，という著者側の功利意識は消え，ただ聴くようになっていったことがわかる．

本書の著者はコーチしたわけではないが，リアルな「今」を語るセンテナリアンの言葉を引き出したインタビューは，相手への関心と敬意がコーチングの土台であることを認識させてくれる．

＊ 「If Live to Be 100」：邦訳に「100歳まで生きてしまった」(ニーナ・エリス著，実川元子訳，新潮社，東京，2003)がある．

第3章

身につけておくべきスキル
（コーチングスキルトレーニング）

- **コーチングフロー**…58
- **会話のスキル**…67

コーチングフローでたどる8つのステップを学び，ステップごとの会話のスキルを具体的な場面を通して学ぶ．

コーチングフロー

　コーチングには，相手をリラックスさせ，①自由に話せる場をつくり，②新たな視点を獲得させ（視点を変えさせ），③行動を起こさせ，継続させる機能がある．本章では，このコーチングの機能を発揮するために必要なスキルと，その習得方法について解説する．

　スキルは，会話のスキルとコーチングの構造を用意するスキルの2つに分けられる．また，コーチングの構造には，第1章で紹介した10回のセッションのような全体の構造と，1回のセッションの流れ（コーチングフロー[*1]）とがある．

　ここでは，まずコーチングフローについて述べ，次にフローのステップごとに用いる会話のスキルを説明する．

1 コーチングフローとは

　コーチングフローでたどる8つのステップ[1)]を図1に示す．
　第1ステップでは，会話のセットアップを行う．つまり，これからどのような話をするのか，何を話題にするのか，会話が終わったときにどのような状態となっていたいかを確認する．
　第2ステップでは，扱う目標がどのようなものなのかを明確にする．
　第3ステップでは，現状を明確にする．
　第4ステップでは，扱う目標に関して，どのような状態になっていたいのかを確認する．
　第5ステップでは，現状と望ましい状態とのギャップ，あるいはそのギャ

[*1] コーチングフロー：コーチングを用いた会話（セッション）の流れ．

図1　コーチングフローの8つのステップ

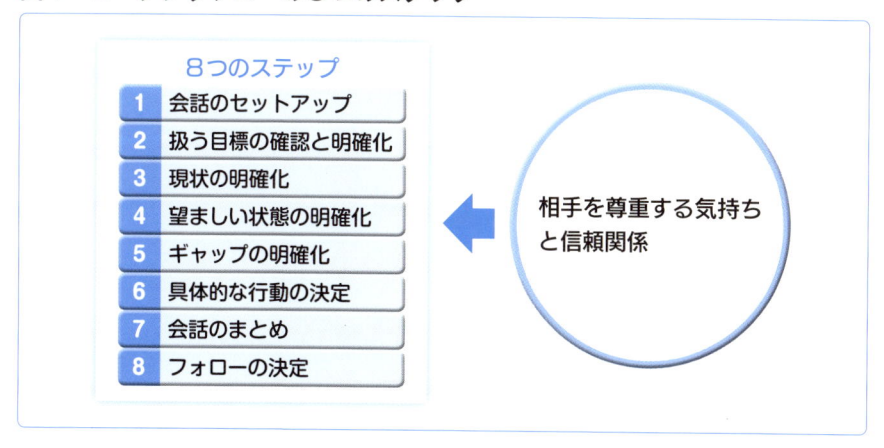

8つのステップ
1. 会話のセットアップ
2. 扱う目標の確認と明確化
3. 現状の明確化
4. 望ましい状態の明確化
5. ギャップの明確化
6. 具体的な行動の決定
7. 会話のまとめ
8. フォローの決定

相手を尊重する気持ちと信頼関係

ップを生じている原因を明確にする．

　第6ステップでは，ギャップを埋めるための具体的な行動を決定する．その際，目標の達成状況を評価する方法も決めておく．

　第7ステップでは，ここまでの会話のまとめを行う．

　第8ステップでは，次回のセッションの予定や，それまでにクライアントが取り組む「宿題」など，フォローアップを決める．

　これらの会話の土台には，相手を尊重する気持ちと信頼関係が必要であることを強調しておく．

2 コーチングフローの目的

　コーチングフローを使う目的を**表1**に示す．

　第1の目的は，コミュニケーションをコントロールすることである．コントロールとは，コミュニケーションを開始し，転換し，完了することであり，コーチがクライアントを操縦（コントロール）することではない．クライアントはこの枠組の中で目標達成のための会話から逸脱する心配をすることなく，所定の時間内で，自由に話すことができる．

　第2の目的は，コーチがクライアントの物語を聞ききることである．コー

表1　コーチングフローの目的

目的	内容
①コミュニケーションをコントロールする	●開始し，転換し，完了する ●相手をコントロールするのではない
②クライアントの物語を聞ききる	●土俵の上では相撲をとる（サッカーはしない）
③熟達へのツール	●模倣から自分のスタイルへ

チングの途中でアドバイスや指導，叱責をすることはルール違反である．そうしないために，フローを決め，コーチングの間はコーチングを行う（土俵の上ではサッカーをせず，相撲をとる）．もちろん組織管理や人材育成においては，コーチングよりもティーチングが適している場面がある（「コーチング」ではコーチが質問していきながら答えを導き出すが，「ティーチング」では具体的に答えを教える）．管理者は，仕事の難易度やリスク，部下の能力を考え，どの場面でコーチングが適しているかを承知している必要がある．それがどのような場面なのかは，読者がコーチングを練習することで実感できると思われる．

　第3の目的は，コーチングを，練習し熟達するための道具として活用することである．初学者が技能を獲得するためには通常，上位者の模倣からはじめる．コーチングフローを反復して使うことにより，「型」を身につけることができる．「型」が身につくと，クライアントの声に集中して耳を傾け，クライアントの言葉，抑揚，間などにも注意を払う余裕が生まれる．ただし，熟達に向かうには，「型」を踏まえながらも自分のスタイルを追求することが大切である．自分のスタイルとは，固定された型という意味ではなく，それとは逆の，場に応じて自在に振るまえる能力である．

3　コーチングフローの使いかた

▶ 職員面談

　コーチングフローの基本構造は，目標と現状，行動計画とフォローであり，

特別に覚えなければならない項目はない．しかし，自然に使えるまでには練習が必要である．練習と実践を兼ねる方法として，所属メンバーとの面談時に8つのステップを目の前において，両者がそれを意識しながら会話を交わしてもよい．

　コーチする側だけでなく，コーチされる側も8つのステップを用いることで，目標を常に意識した面談が効率よく実践される．ここでは職員のAさんに管理者が目標設定面談を行う場面を例にあげる．

ステップ1　会話のセットアップ

管理者「この8つのステップに沿って話を聞いていきますね．時間は約15分です．よろしいでしょうか」

Aさん「はい．このような面談ははじめてなので，よくわかりませんが，よろしくお願いします」

管理者「すでにステップ1がはじまっています．この面談の目的は，Aさんのこの1年の目標設定をお手伝いすることです．面談が終わったときに，どのような状態でありたいですか？」

Aさん「1年間の目標設定ができて，それに向かっていく気持ちがわいてきている状態になっていたいです」

管理者「目標とそれに向かう気持ち，ですね．それではステップ2に移ります．どのような目標について話をしましょうか．仕事全般についてでもいいですし，個別の業務に関することでも結構です」

Aさん「目標といってもすぐに思いつきません．日々向上しようと目の前の仕事には取り組んでいるつもりです」

(**Point** いきなり目標を問われても，たいていの人は答えられない)

ステップ2　扱う目標の確認と明確化

管理者「Aさんのミスのない仕事には，この職場の皆がいつも助けられています．もし病院全体を見下ろせる鳥の視点からAさんを見たとき，ご自分はどのように見えますか？」

Aさん「たくさんの部署の中の1つの部署の一員として，日々着実に仕事をこなしています」

管理者「その中で，ちょっとした違和感や，疑問を感じることはないですか？」

Aさん「どうしてこんなに会議が多いのかとか，書類作成が多い，といったことでしょうか」

管理者「他にもありますか？」

Aさん「隣の部署から，ときどきくるクレームのわずらわしさや，新人教育の負担感ですね」

管理者「会議，書類，クレーム，新人教育と4つあがりました．4つをあげたときのAさんの表情は，どこか苦しそうでしたね」

Aさん「ああ，そう見えましたか」

管理者「もし，この4つが解決したら，この職場で働くAさんはどうなっていると思いますか？」

Aさん「ちょっと想像しにくいですが……，人を助けるという病院本来の仕事にもっと打ち込めていると思います」

管理者「人を助ける，という言葉が出ましたね．それを扱いましょうか」

Aさん「はい」

（**Point** まだ漠然としているが，Aさん自身がイメージをもった）

ステップ3 現状の明確化

管理者「それでは，ステップ3です．現状はどうでしょうか？」

Aさん「日々の業務をこなしているという感じでしょうか．それが患者さんを助けることにつながっているという実感をもてていません」

管理者「なるほど．もう少し具体的に教えてもらえますか？」

Aさん「たとえば会議が週2回，それぞれ2時間ありますが，報告事項と，ほぼ決まった内容の審議事項で，自分が参加している意味がわかりません．発言すると会議が長引くので控えています」

管理者「Aさんは会議を通して，この病院をよくしていこうと思ったことはありますか？」

Aさん「役に立ちたいとは思っていますが，そこまで考えたことはありません．自分に何ができるかわかりませんし」

管理者「もし自由に議題を設定して，それを皆で議論できるとしたら，何をあげますか？」

Aさん「病院職員の働きやすさとか，やりがいですね」

（**Point** 現状に対する被害者意識がAさんから感じられるが，それを指摘するのではなく，関心をもってさらに聞いていく）

ステップ4 望ましい状態の明確化
ステップ5 ギャップの明確化

管理者「それでは，ステップ4です．働きやすさや，やりがいを，何かを指標として目標設定するとしたら，それは何でしょうか？」

Aさん「数値化するのはむずかしいですが，職場内のコミュニケーションがとれていて，会議では実質的な議論がなされ，クレームではなく，他部署の仕事の相互理解を基盤とした要望がなされるような状態ですね．新人教育は，人が成長する姿をみる喜びにつながる仕事だと感じられるとよいと思います」

管理者「Aさんが被害者的な立場から，自ら状況を改善する主体的な立場に変わったように感じますが，いかがですか？」

Aさん「そう言われれば，会議の意味をきちんと考えたことはなかったですし，他部署の仕事にあまり関心を払ったことはありませんでした．新人教育でも，専門技術の伝達にもっぱら時間を使っていて，その人がどうなりたいのかへの配慮が足りなかったように思います」

管理者「今の反省は，そのままステップ5，つまりギャップの明確化ですね．それでは，ステップ6の行動計画に移りましょう．今あげてくださったことに主体的に取り組む具体案を考えてみましょう」

(**Point** 主体的な立場への移行が，目標設定には必要である)

ステップ6 具体的な行動の決定
ステップ7 会話のまとめ
ステップ8 フォローの決定

Aさん「会議を通して職場の課題を解決できることに気がつきました．年24回の会議の日程と年間のおおまかな議題を把握します．また他部署から自分の部署へのフィードバックや要望をもらうためのインタビューを行います．また新人教育で，この8つのステップを使った面談を行ってみます」

管理者「もう少しくわしく聞きたいところですが，そろそろ時間ですので，ステップ7に移ります．ここまで話してきてどうでしたか？」

Aさん「漠然としていた目標が少し明確になりました．自分が何に気をとられていたかということにも気づきました」

管理者「率直に話してくださってありがとうございました．目標設定と行動計画について，さらに明確にしていきたいので，来週の同じ時間に面談をもちたいのですが，どうですか？」

Aさん「はい．大丈夫です．それまでに，他部署のインタビューをして，ヒントをつかんでおきます」

(**Point** Aさんが，すでに目標に向かって動きはじめたことがわかる．つまり，目標設定が本当に自分のものと認識されれば，すでに行動ははじまっている)

▶会議の司会

　コーチングフローは，1対1のコーチングだけでなく，会議などグループが対象でも活用することができる．会議の司会者が使った場合は次のようになるが，ここでは司会者の発言の発端部分のみを示しておこう．

ステップ1 会話のセットアップ
司会者「今日も○○委員会にお集まりくださり，ありがとうございます」

ステップ2 扱う目標の確認と明確化
司会者「今回の議題はお手元の資料のとおりで，今日の会議の前に，皆様からあげていただいたものです」

ステップ3 現状の明確化
司会者「議題1について，現状は資料1のとおりとなっています．皆様から補足あるいは質問があればご発言をお願いいたします」

ステップ4 望ましい状態の明確化
司会者「議題1は，病院全体の課題でもあります．どのような状態をめざすのか，この議題をご提案いただいたAさん，いかがでしょうか？」

ステップ5 ギャップの明確化
司会者「解決策を話し合う前に，まず現状と望ましい状態とのギャップを，委員会全体で共有しておきたいのですが，ご意見があれば挙手をお願いいたします」

ステップ6 具体的な行動の決定
司会者「ギャップを埋めるための具体的な行動計画について，ブレインストーミングを行うことを提案します．いかがでしょうか」

ステップ7 会話のまとめ
司会者「皆様のご協力のおかげで，たくさんの具体的な案が出されました」

ステップ8 フォローの決定
司会者「次回の委員会は1か月後です．次回までに私のほうで関連部署の状況確認をいたします．Aさんは○○のデータをそろえてくださいますか」

4 コーチングの機能とコーチングフロー

　コーチングの機能を，コーチングフローの8つのステップと関連づけて説明し，それぞれのステップでコーチが留意すべき指針を述べる．その指針を実行するためのスキルは次項で扱う．

▶リラックスして自由に自分の話ができる

　この機能は，コーチングフロー全体の基盤である．特に「 ステップ1 会話のセットアップ」と「 ステップ2 扱う目標の確認と明確化」において交わされる会話は，それ以降の話しやすさに大きな影響を与える．
　コーチングでしてはいけないこと（禁忌）として，次の3つがあげられる．
　①アドバイスをする．
　②相手を操作しようとする．
　③相手の可能性を限定する．
　アドバイスは，どれほど適切であっても相手のやる気を削ぐ．また，コーチングは「人を動かす」コミュニケーションであるが，人は操作しようとしても動くことはない．さらに，相手の行動の限界をコーチの側が無意識に設定していないかに注意を払う必要がある．むしろ，クライアントが無意識にはめている行動の枠に気づかせることがコーチの役割であるといえる．
　コーチは，特にコーチングフローの導入部において，この3つの禁忌に留意することが大切である．

▶新たな視点に気づく

　主にコーチングフローの「 ステップ3 現状の明確化」から「 ステップ6 具体的な行動の決定」までの間ではたらく機能である．
　「 ステップ3 現状の明確化」で，相手が現状を語るとき，コーチは言葉と表情の乖離や沈黙に注意を払い，違和感があれば相手に伝えて明確にする．
　「 ステップ4 望ましい状態の明確化」で，相手が望ましい状態を語るとき，

コーチングフロー　　65

コーチは相手が本当に望んでいることを引き出す．

「**ステップ5** ギャップの明確化」で，相手がギャップを語るとき，コーチは相手が自己責任の立場に立っているか，他人や環境のせいにしていないかに注意を払う．ただし，他責（問題の原因を自分ではないものにしている）の立場に立っていても相手の物語を否定せず，そのまま受けとめることが大切である．

「**ステップ6** 具体的な行動の決定」で，相手が行動計画を語るとき，コーチは実行するために明確にしておくべき事項に注意を払い，不明確な点があれば明確にする．ただし，コーチの役割は探偵のように相手のことを探ることではなく，さまざまな角度から相手の物語を引き出し，あいまいにしていることに相手が気づくよう助けることである．そして，もし求められれば，行動計画を提案することもある．

▶自分ができることを新たにはじめ継続する

「**ステップ7** 会話のまとめ」と「**ステップ8** フォローの決定」では，コーチは相手にコミュニケーションの完了感をもたせることが大切である．未完了感を残さないことが，行動を促進する．

文献
1) 伊藤守：コーチング・マネジメント，ディスカヴァー・トゥエンティワン，東京，2002．
2) 出江紳一編著：リハスタッフのためのコーチング活用ガイド，pp.10-23，医歯薬出版，東京，2009．
3) 出江紳一，鈴鴨よしみ編著，辻一郎監修：コーチングを活用した介護予防ケアマネジメント，pp.21-52，中央法規出版，東京，2009．

会話のスキル

　コーチングフローの8つのステップに対応した「会話のスキル」の使用例をあげていこう．ここでは，ペーシング，承認，質問，提案，フィードバック[1]の5つのスキルを扱う．個々のポイントに沿って会話の練習をしてみるとよいだろう．

　実際のコーチングでは，ここであげたようにステップとスキルが厳密に対応することはなく，また必ずしもコーチングフローの順番通りに会話が交わされるわけでもない．初学者がイメージしやすいように1つの形を示している．

1　ステップ1　会話のセットアップ

　相手が安心して自分のことを話せる場をつくるステップである．そのためには，相手のペースに合わせるペーシングが基本となる．

▶ペーシングとは

　ペーシングの「ペース」とは，話す速さや声の大きさ，姿勢，話題などである．大切なことは，相手の言葉を確実に，論理と情動の両面で受けとめることである．

　耳から口に直結したような返答（たとえば，ただ相手の言葉をおうむ返しに繰り返す）では，相手には「聞かれていない」とすぐにわかる．

▶ペーシングの方法

　ペーシングとは，いわば相手の波長に同調することである．そのためには，

表1 「ペーシング」のポイント

アンテナを立てて聞く	❶声の大きさ，抑揚 ❷視線の動き ❸表情の動き ❹話の領域 ❺相手の意図(情報・質問・提案・要望) ❻相手が大切にしている価値

アンテナを立てて（意図的に注意を向けて）相手の話を聞く必要がある（表1）．したがってペーシングのための練習は，聞く練習でもある．

2 ステップ2 扱う目標の明確化 ステップ3 現状の明確化

目標と現状の話をする際に，コーチは相手がすでにできていることに注意を向けて，それを相手に伝える．相手ができていることを認めるスキルを「承認」という．

▶承認とは

コーチングは，相手の目標達成のために必要な能力や道具を自ら備えられるように支援するコミュニケーションである．つまり，相手にはそれができるのだという前提に立つ．コーチには，うまくいっていないことよりも，うまくいっていることに，弱点よりも強みに視点をおくことが求められる．それも本人が気づいていない部分を発見しなければならない．

▶承認の方法

承認するためには，相手を日ごろからよく観察する必要がある．また，行動を通して相手の存在と，相手ができていることへの敬意を伝える必要がある（表2）．したがって，承認の練習は，人間観察に基づいた基本的な礼節の反復であるといえる．

表2　「承認」のポイント

人をよく観察し，敬意を払っていることを伝える	❶ 挨拶する ❷ 1対1で話をする時間をとる ❸ 時間を守る ❹ 相手の強みをリストアップし，伝える ❺ 相手が周囲に及ぼしている影響を伝える

3　ステップ4　望ましい状態の明確化
　　　ステップ5　ギャップの明確化

　コーチは判断を挟まずに，相手のしたいこと，望んでいる状態を「聞き分ける」．ただ単に聞くことと違い，あいまいな部分や違和感があれば「質問」し，それらを明確にしていく．

▶質問の前提

　質問する際には，許可をとってから尋ねる．また，それらと現状とのギャップについて，相手の「物語」を聞き分ける．

　相手が自責の立場（問題の原因が自分にあるとしている）か，他責の立場（問題の原因を自分ではないものにしている）か，そのギャップの課題としての大きさとリスクをどのように認識しているのかなどを明確にし，視点を変えるためにコーチは質問するのである．

▶質問の方法

　質問は相手のことや，相手の話したことをよく理解するために行う．それは，相手の問題をコーチが解決するための理解ではなく，相手が自分でも気づかなかった欲求や，強み，能力をもっていることに気づくための理解である．

　したがって，質問の練習は，相手への関心をもち続け，それを伝えることである．表3に質問についての留意点を示す．なお，質問の種類に関する詳細は他の文献[2)][3)]を参照されたい．

表3 「質問」のポイント

❶ 質問の意図は明確である必要がある	❻ 限定質問（いつ・どこで・だれが）と拡大質問（なに・なぜ・いかに）とを使い分ける
❷ 質問は複数用意する．ただし，1度に1つずつ質問する	❼ 過去・現在・未来のいつを扱っているのかを明確にする
❸ 表現を工夫する（自責か他責か，および相手のタイプを意識する）	❽ オープン・クエスチョンでは，複数の答を引き出す
❹ 許可をとり，必要な前おきを述べてから質問する	❾ 比喩を使ってイメージをつくりやすくする
❺ オープン・クエスチョン（どうして・なにが等）とクローズド・クエスチョン（AかBか）を使い分ける	❿ 具体的な回答を引き出す質問と，行動の意味を問うような抽象的な質問との間を移動し使い分ける

表4 「提案」のポイント

視点を変える「質問」の例	❶ いっさいの制約がなければどうしますか？ ❷ たとえば5年後からみたとき，今すべきことは何でしょうか？ ❸ この課題が達成されると，どのような状態になりますか？
「質問」を「提案」に置き換えた場合の例	❶ いっさいの制約がない，という条件で考えてみることを提案します ❷ たとえば5年後の視点から，今すべきことを考えてみませんか ❸ この課題が達成された後の状態をイメージしてみてはどうでしょうか

4　ステップ6　具体的な行動の決定

　相手の行動に焦点を当てるときに有効なのが，「質問」と「提案」のスキルである．これらは，相手に新たな視点を獲得させるとともに，必要な行動を開始し，不適切な行動を止める動機づけを生む．

▶提案の前提

　提案においても，質問と同様に，相手に許可を求め，提案内容を採用する

かどうかは完全に相手に委ねられていることを承知しておく必要がある．

▶提案の方法

　提案においては，相手へ問題解決策を提示するのではなく，課題の新たなとらえかたを提示して考えてもらうことが大切である（**表4**）．

　したがって，提案の練習は，視点を変える質問の練習と類似している．質問に比べ，相手の受けとりやすさに，より一層の注意を払う必要がある．

5　ステップ7　会話のまとめ

　会話をまとめ確実に行動につなげることが，このステップでは求められる．コミュニケーションを完了する（未完了感を残さない）ために，コーチは相手から「フィードバック」を受ける．つまり，自由に話をすることができているか，コーチングが視点を変え，行動を開始させ，継続させる機能を発揮しているかどうかを，コーチがクライアントにたずねる．毎回聞くこともできるし，第1章で紹介したように，数回のセッションの後に「フィードバック」を要望してもよい．

▶フィードバックとは

　フィードバックは，目標をもっている相手が，自分の行動が目標と，どの程度ずれているかを知りたいというニーズをもっているときに伝えると機能する．目標とニーズのどちらが欠けても役に立たず，単なる"おせっかい"となる．

　また，フィードバックを受けた相手が修正可能な事柄を伝えることも必要である（変更できない容姿などに関することを伝えるのは，フィードバックにはならない）．

▶フィードバックを受ける方法

　フィードバックを求め，受け入れ，行動を変えるポイントを**表5**にあげた．

表5 「フィードバック」を受けるポイント

フィードバックを求め，受け入れ，行動を変える	❶ 自分の目標を仕事上の重要関係者に伝える ❷ 仕事上の重要関係者複数からフィードバックを受ける ❸ フィードバックを受けたら感謝する ❹ フィードバックを受けとめて自分の行動を変える ❺ 一定期間後に再度フィードバックを受ける

6 ステップ8 フォローの決定

　次回のコーチングの日時と，次回までに何をするかを確認する．行動の遂行状況や課題の達成状況を評価する尺度を事前に決めておくとよい．そして，感謝の言葉を伝えてセッションを閉じる．

▶セッションログ

　コーチは，クライアントと共に継続的に目標達成に向けて進むために，記録（ログ）を残す（**表6**）．この記録をクライアントと共有してもよい．

文献
1) 伊藤守：コーチング・マネジメント，ディスカヴァー・トゥエンティワン，東京，2002．
2) 出江紳一編著：リハスタッフのためのコーチング活用ガイド，pp.10-23，医歯薬出版，東京，2009．
3) 出江紳一，鈴鴨よしみ編著，辻一郎監修：コーチングを活用した介護予防ケアマネジメント，pp.21-52，中央法規出版，東京，2009．

表6 セッションログの例

テーマ：新しいポストで力を発揮する			
項目	○月○日○時○分	日　時	日　時
今回手に入れたい状態	目標を明確にしたい		
現状・前回からの振り返り	新しいポストについた		
必要な能力・環境・道具	マネジメント力		
行動計画	部下との面談		
次回日程	○月○日○時○分		

第4章

病院組織のマネジメントを有効に行う

- ●病院組織のマネジメント…74

病棟ラウンド,ミーティング運営などの実例を紹介し組織運営における「コーチ型リーダーシップ」のありかたを考える.

病院組織のマネジメント

1 病院組織の特徴とマネジメントの役割

　マネジメントの役割について，ドラッカー[1]は，①自らの組織に特有の使命を果たす，②仕事を通じて働く人たちを生かす，③自らが社会に与える影響を処理するとともに，社会の問題について貢献する，という3点をあげている．

　それでは病院組織におけるマネジメントの役割を考えてみよう．

　特徴：医療の現場には，診療科，病棟，外来，薬剤，検査，栄養，事務など，さまざまな組織があり，さらにその組織は，医師や看護師，薬剤師，臨床検査技師，管理栄養士，医療事務職など，専門職で構成されているという特徴がある．

　目標：病院という組織の目標（ゴール）は，患者にとって，よりよい医療を提供することであるが，その目標を達成するには，互いの専門性を尊重しながら職種ごとに異なる成果をまとめていかなければならない．

　現状：近年，院内では医療安全，感染対策，緩和ケア，呼吸器ケア，栄養サポートなど，目的に応じて委員会や医療チームが横断的にかかわるようになってきた．しかし，そうした委員会や医療チームは，設置されたものの，構成員は各職種から選出された兼務の担当者であることがほとんどであり，本来の目的を果たすべく機能しているとは言い難いという現実も見受けられる．

　院内の組織，委員会，医療チームが目標達成に向けて円滑に運営されるためには，適切なマネジメントが必要である．

この章では，役割の異なる専門性をもつ職種の集まりである病院の組織・チームにおいて，1人ひとりの力を最大化し，それを組織のマネジメントにつなげるうえで，コーチングというコミュニケーションスキルをどのように活用したか，事例をもとに解説する．

2 組織を動かす2つのリーダーシップ

　はじめにリーダーシップについて考えてみたい．
　「人を動かさなければ仕事は進まない」ということは，リーダー的な立場であれば誰しもが思うことである．しかし，組織・チームのマネジメントを有効に行うためには，「ゴールの実現に向けて個人と組織をリードするリーダーシップ」が必要となる．
　従来の「管理型」もしくは「**指示命令型リーダーシップ**」(トップダウン型)といわれるリーダーシップでは，その組織で職位と権限をもつ者だけがリーダーシップを発揮し，他のメンバーはそれに従うという「上が話し，下が聞いて従う」スタイルである．
　この「指示命令型リーダーシップ」は，医療現場では緊急を要する場合の指示命令や，知識やスキルをもたない若手メンバーへの教育の場面で活かされる．
　しかし，リーダーの限られた知識や技能だけによるリーダーシップでは，日々進化する医療の現場やそれに伴う環境の変化に対応していくことはむずかしい．なぜなら，その仕事に携わっているメンバー(部下)が最も現場を把握し，現場の課題解決のために日々何とかしたいと考えているはずだからである．
　そのため日々進化し変化する医療現場のリーダーに求められるのは，1人ひとりがもっている力を最大限に引き出し，主体的に行動を起こすことができるメンバーを育成する「**コーチ型リーダーシップ**」であるといえる．

3 コーチ型リーダーシップの活用

「コーチ型リーダーシップ」を活用し，構成員の1人ひとりを動かし，チームをマネジメントしながら，さらに教育の視点，学習の視点を導きつつ，複数のチームが関係する1つの組織を動かした事例をあげる．

▶目的・目標の明確化：今できることは何ですか？

東北大学病院栄養サポートチーム（以下，NST）は，2003年10月，栄養に問題があると判断された患者を主治医がNSTにコンサルトする形ではじまった．当初はNSTといっても，栄養に興味のあるメンバー20数人が「すべての患者が個々の病態に応じた適切な栄養療法を受けることができるようにすること」「職員が栄養療法を実践する環境を整備していくこと」を目的に活動するボランティア集団であった．

病床数1,200床を超える大規模病院であり，管理栄養士やNSTだけで，すべての患者の栄養管理を行うことはむずかしい．そのためNSTは，主治医や看護師をはじめ職員全体の栄養に関する知識の底上げをめざしてきた．筆者はNSTのディレクターとして，多職種（医師，看護師，薬剤師，管理栄養士など）から構成されるNST運営担当者（以下，NSTコアスタッフ）と共に，このような目標に向かって，主にチーム運営や院内の栄養サポートのしくみづくりを行ってきた．

NSTが稼動しても，小さな病院がいくつも集まったような大規模病院では，職員数が多いのはもちろんのこと，人の入れ替わりや異動も多く，NSTコアスタッフが発信することが職員全体に伝わるまでに時間がかかり，かつ必ず伝わるとも限らないという現実があった．そのため，栄養に関心をもつスタッフは，なかなか増えなかった．また，栄養に問題のある患者はたくさんいるにもかかわらず，当時は患者をNSTに依頼するかどうかは，主治医の栄養についての認識の度合いに委ねられていた．

NSTコアスタッフとしては，何とかして低栄養の患者を抽出し，必要な

ところに力を注ぎたいと，その方法を考えていた．そのとき，診療報酬改定で「栄養管理実施加算」(患者の入院時に患者ごとの栄養状態の評価を行い，医師，看護師，管理栄養士，薬剤師，その他の医療従事者が協同して入院患者ごとの栄養状態，摂食機能および食形態を考慮した栄養計画を作成すること)が新設された(2006年4月)．この加算算定を開始すれば，低栄養患者を抽出できることは明らかであった．

こういった場合，通常，病院組織としてはどのように動くだろうか．一般的には「算定できるものは算定するようにしなさい」といった指示命令型リーダーシップにより，加算算定導入となることが多いだろう．

当院では，入院患者のアセスメントを最初に行うのは看護師であるため，まずNST内の看護師を中心に「栄養管理実施加算」について話が進められた．しかし，当初は"新しいことをはじめる＝業務が増える"という印象があり，「アセスメントはできない」というスタンスの看護師が多かった．

その状況に対して，筆者は「ゴールはアセスメントすることではなく，栄養状態を評価し，患者の栄養をどのようにサポートしていくか」であり，「患者の栄養状態がよくなったら，どんなよいことが起きるか？」と，業務の先にある目標に目を向けられるようにした．そのうえで「今，(病棟看護師が)できることは何ですか」「それは，どうしたらできますか？」という問いかけをした．業務を行う意味，その先に見える未来と現状，そのギャップを確認し，今後の方向を考える対話を重ねていったのである(図1)．

図1　リーダーとしてのマネジメント

組織・チームをリードするリーダーの役目は，達成目標・目的を明確にし，組織・チーム全体に示すことである

↓

あなたのマネジメント手法は

「○○しなさい」「しなければならない」という"指示命令型リーダーシップ"ですか？

それとも

「今できることは何ですか」「どうしたらそれができますか」と相手が自発的に動けるようにかかわっていく"コーチ型リーダーシップ"ですか？

病院組織のマネジメント　77

こうした対話の中で，看護師が「これならできる」と思えることを具体化していった．その結果，当院では栄養スクリーニング・アセスメントは看護師主導で行う体制が整った．2012年度に栄養管理実施加算が入院基本料に組み込まれても，何ら問題なく移行することができたのである．

▶「聞く」「質問」のスキル：あなたの職場の問題は何ですか？

　NSTへの依頼件数は増加していったが，個人のリピーターでの依頼が多く，"患者の栄養状態がよくなる＝患者が元気になっていく"，それが患者だけのためではなく，医療の効率化にも貢献するという発想が，組織になかなか浸透しなかった．

　「栄養管理実施加算」の新設の影響もあり，栄養管理室やNSTへの医師や看護師からの患者の栄養管理に関する問い合わせは増えていたが，「NSTは何をするチーム？」「NSTは何をしてくれるの？」という質問が多く，NSTへの認知度の低さがうかがえた．そこでNSTとして病院職員の栄養への関心度を上げるために，啓発活動に力を入れはじめた．

　「啓発活動」というと，「栄養ケアはこのようにやってください」と決めたものを病院職員に伝える，あるいは「○○のとおりにやってください」とこちらのやりかたを相手に求める"指示命令型リーダーシップ"を思い浮かべるのではないだろうか．

　当院のNSTでは"まずは話を聞く"機会を設けた．コーチングでいう「聞く」スキルである．NSTを担当する病棟看護師（以下，病棟NSTメンバー）から「NSTに求めること」「NSTのイメージ」などを聞き"相手を知るため"，週に2病棟，30分ずつの「病棟ラウンド（病棟訪問）」をはじめた．

　この病棟ラウンドに，病棟NSTメンバーが必ず参加できるよう病棟全体の協力を得る必要があった．そのため看護師長会を通し，病棟管理者（看護師長）にあらかじめ連絡をし，さらに看護師長にも時間が許す限り参加してもらうことで情報の共有をはかった．管理者への働きかけを行い，病棟NSTメンバーが安心して活動できるように配慮するなど周辺の環境を整えていくことは，組織運営上の重要なポイントである．

表1　病棟ラウンドでのミーティングの内容

聞く内容	話してくれた内容
その患者さんたちが，どうであったらいいですか？	ゴールについて明確に話してくれた
そのゴールを達成するためには何が必要ですか？	NSTに求めるものが話された
病棟NSTメンバーができることは何ですか？	今，自分たちができることは何であるかを話してくれた
具体的にいつまでに何ができそうですか？	病棟NSTメンバーができることを具体的に話してくれた

　病棟ラウンドでの会話は"病棟の現状"を聞くことからはじめた．"栄養"そのものに対する関心が低いことやスクリーニングに必要な情報が得にくいことなどを話してもらいながら，現状の"棚卸し"（現状を整理して明確化すること）をしていった．

　そこで有効なのがコーチングスキルによる「質問」である．筆者をはじめとするNSTコアスタッフが「あなたの病棟の栄養の問題は何ですか？」と病棟NSTメンバーに聞いてみた．30分の病棟ラウンドでのミーティングでは，**表1**のような会話がなされた．まさにこの会話はコーチングフローを活用したやりとりである．病棟NSTメンバーに主体性をもたせ，自ら病棟の栄養の問題を解決できるような支援を通して，啓発活動を行ったのである．

　病棟ラウンドを終えて，NSTコアスタッフは認識を新たにした．驚くことに栄養に関する問題点は各病棟で異なっていたのである．

　たとえば耳鼻科では，がんの治療の過程で経口摂取ができなくなる直前から胃瘻による経腸栄養投与を行い栄養状態の低下を防ぎたいと考えており，また消化器外科では，静脈栄養から経口摂取への移行のタイミングをはかりたいと考えていた．患者の栄養状態を評価し，栄養改善をはかるという病院の栄養管理上の大きな目標に対し，それに向かう各病棟の目標は個々に違っていたのである．

図2　指示命令型リーダーシップとコーチ型リーダーシップの違い

	問題解決に向けて	
あなたの病院では，スキル，知識，ツールをあてがいますか？	それとも	あなたの病院では，相手に必要なスキル，知識，ツールが何であるか，棚卸して備えさせますか？ コーチングスキルを活用するコーチ型リーダーシップですか？

　NSTコアスタッフは，病棟ごとの問題解決に向け，個別対応でサポートした．病棟NSTメンバー自らに必要なスキルや知識を備えさせ，それをフォローするコーチ型リーダーシップを発揮し，病棟の栄養管理の目標達成に導くマネジメントを行ったのである（図2）．

4　院内ウェブツールの活用

▶情報の共有とフィードバック：存在・行動の承認をしていますか？

　患者の栄養改善をはかるという共通の目標に向けた，各病棟それぞれの問題への取り組みが少しずつ進むなか，NSTコアスタッフは，自分たちと病棟NSTメンバー，あるいは病棟NSTメンバーどうしの情報の共有が必要ではないかと考えた．

　本来であれば定期的にメンバーが集まり，情報交換をする場を設けることが理想であったが，病棟NSTメンバーは主に看護師であり，交替勤務で時間の調整がむずかしいことに加え，開催場所の問題もあった．

　そこでNSTコアスタッフは，院内のウェブサイト（24時間，院内外NSTのメンバーであれば誰でも閲覧が可能）に，チャット形式で会話のできる場として「NST掲示板」を開設した．この掲示板には，病棟NSTメンバーから，それぞれの病棟で取り組んだこと，できたこと，質問などが次々に投稿された．投稿には，その行動を起こしたことに対する「承認（アクノリッジ：acknowledge）」のコメントをNSTコアスタッフが書き込んだ．

　また，継続性をもたせるために，NSTコアスタッフは，さらなる"問いか

け"をし，場合によっては"提案""リクエスト"を行うとともに，病棟NSTメンバーの行動や成果に対してタイムリーに承認を繰り返していった．

　組織に変化を起こしていくのには，このように情報が集まり，共有され，さらにその情報に対してフィードバックがなされるという一連の流れが実行されるしくみづくりが必要であると考える．

▶個別対応とフォロー：困っていることはありませんか？

　「NST掲示板」を通したやりとりが活発に行われる中，そこに病棟NSTメンバーから，NST管理栄養士に，次のような勉強会の講師依頼があった．

病棟NSTメンバー　先日，離乳食が開始になる患児に，離乳初期にもかかわらず朝，昼，夕と3食入力していたということがありました．若いスタッフが多く離乳食に関する知識が不足していたのもありますが，全体的に食に関するかかわりが少ない状況です．そこで，小児の発達に応じた栄養に関して勉強会をしていただくことは可能でしょうか．特に離乳食に関しては，味や食感も体験できるとうれしいのですが．

NST管理栄養士　管理栄養士への勉強会のご依頼をありがとうございます．さて，このご依頼をいただいて，病棟ラウンドの報告をもう一度見てみました．○○さんは病棟での栄養管理に疑問をもって皆の関心が高まるようサポートしたいと目標にかかげていました(**目標の再確認**)．とてもよい目標だと思います．そしてこのアクションもよいことだと思います．ぜひともNSTの管理栄養士が応援したいと思います(**承認**)．でもその前に，そもそも，どうして離乳食の勉強会なのですか？

病棟NSTメンバー　健康であれば当たり前に離乳期を迎えるお子さんが，治療を優先することで，どうしても離乳が遅れてしまう．お母さんたちからは心配で相談をされるが，その時期の検討や離乳食がはじまってからのステップアップなどの判断に戸惑う．医師に話をするにも，少しでも知識を得て，お母さんたちの不安を和らげられるようにしたい．

単に話を聞くだけではなく，深く掘り下げて聞いてみると，このような看護師の"思い"が出てくる．こうしてコーチングを活用すると真意をくみ取った話ができるのである．

NST管理栄養士　それでは，病棟NSTメンバーとして，離乳食とさらに栄養管理に興味をもってもらうために，まずは病棟看護師のみなさんに「離乳食」について，①わかっていること，②わかっていないこと，③困っていること，④学びたいこと，の4項目について，(A4判半分くらいの用紙に)「1行」ずつで構いませんので，アンケートを書いてもらってはいかがでしょう．それを◯◯さんがまとめてNST掲示板に投稿してください．病棟での栄養に対する関心を高めるためにも，やってみてはいかがでしょうか．

NST管理栄養士は"まずは聞く"というスタンスで，病棟での現状がどうなっているのか相手の話の棚卸しを行った．

次に病棟の栄養改善の目標そのものと，病棟NSTメンバーを中心とした病棟看護師全員が，その目標に向かって，同じ方向を向いているかどうかを確認した．そして進むためには，①何が足りないのか，②何が問題となっているのか，③備えるべきものは何なのかを明確にしてから，サポートの内容を検討した．

数日後，アンケートがまとまり，病棟NSTメンバーから「NST掲示板」にその情報が投稿された．

病棟NSTメンバー　多くのスタッフが，実は離乳食がよくわからないままになっていたようです．
NSTコアスタッフ　まずは現状を知るという点では，いい仕事になりましたね．みんなの疑問を掘り起こしたわけですね．

アンケート結果の内容は「離乳食自体をよく知らない」という内容からはじ

図3　離乳食勉強会の様子

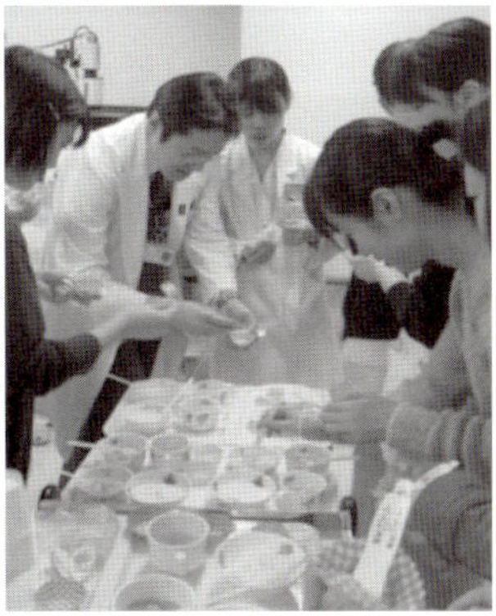

まり,「病態別ではどうなのか」「幼児食を食べている児でも化学療法中で何も食べられない時期はどうするのか」など,疑問に思うことはさまざまで,学びを求める声があがってきていた.

　NST管理栄養士は病棟内の栄養に関する疑問を病棟NSTメンバーと一緒に整理し,今後の方向性を確認,そのうえで,まず病棟看護師ができることを計画してもらい,その数日後に「そもそも離乳食とは」というところからの勉強会をはじめた(図3).

　もちろん勉強会には看護師だけでなく,その担当診療科医師の参加も募った.こうして関連する人たちを巻き込み,病棟NSTメンバーもNST管理栄養士も共に同じ目標に向かって,同じ方向を見て,まずは第一歩を踏み出すことができたのである.

　このようなやりとりは,他の病棟NSTメンバーも「NST掲示板」で閲覧でき,情報の共有が可能になっている.

　本来であれば,集まって会話をする機会が必要であるが,院内のウェブツールを活用した方法は,コミュニケーションの取りかたの工夫の1つである.「NST掲示板」という会話の場所を通して「話していいんだ」「聞いていいんだ」「これなら自分たちにもやれそう」「自分の病棟だったらどうする?」と考えることができ,気づくことができるのである.

一方，NSTコアスタッフは病棟NSTメンバーに個々にかかわることで個別対応，フォローを続けることが可能となり，さらに病院の中で，栄養のどんな問題が起きているのかを把握することができていた．

　会話の場所としては，病棟ラウンドでのミーティングはもちろんであるが，大規模病院ですべての病棟に頻繁に病棟ラウンドすることはむずかしい．そのため院内ウェブサイト上に「NST掲示板」という場をつくり，「会話を繰り返すしくみ」をつくったのである．指示命令型ではないコーチ型リーダーシップによって病棟NSTメンバーの意欲を引き出し，自立性を促す支援が行えたといえる．

5　ミーティングをマネジメントする

▶組織を動かす：効果的なミーティング運営とは？

　組織運営のマネジメントには，1対1のコミュニケーションに加えて，目標に向かって，スピーディかつ円滑に組織を動かすために，効果的なミーティング運営が必要となる．

　医療現場では，さまざまな会議やミーティング，カンファレンスなどが，日々行われている．それは本来，それぞれの目標のために，メンバー1人ひとりの合意を得ながら，ゴールをめざして押し進めていくためのものである．

　しかし，現状はどうだろう．数多くの会議やミーティングが頻繁に開催され，予定時間より長引く，発言する場がない，結果が出せないまま次回に持ち越され，さらに何のために集まっているかさえ不明な会議すらある．

　ミーティングは人が集まればできるものではなく，効果的に行うためには

表2　ミーティング運営におけるリーダー（ファシリテーター）の役割
- そもそも何のために集まったのか，ミーティングの「目的」を明確にする
- 情報を共有し，達成したい方向性を確認し「合意」をとる
- 会議のための段取りや「準備」ができている

会を運営するリーダー(ファシリテーター)の存在が欠かせない．ミーティングを運営するリーダーは**表2**の役割を担う必要があり，ここにコーチングが活用できる．

次に，その事例を紹介する．

▶ミーティングの活用：どうあったらいいのですか？

病棟から栄養管理室に栄養剤のオーダー締め切り時間と使用量について苦情ともとれる電話が入った．救急搬送された熱傷患者の「必要栄養量に見合う栄養剤のオーダーができない」というものであった．

病院業務はオーダリングシステムで動くため，オーダーの締め切り時間や数量に規則がある．しかし，緊急時にはそうも言っておられず，関係者が互いの言い分を主張することになり，話が平行線のまま解決しないことがある．また，それを未解決のままにしておくために，同じようなことを何度も繰り返し，結果として職種間や部署間の関係まで悪くなる場合すらある．

この事例では，問題解決のミーティングを開くために筆者が関係者(要望がある病棟の医師，栄養剤などを提供する栄養管理室の管理栄養士，医療材料購入を担当する事務職員)を集めるところからはじめた．ミーティングのテーマは「栄養剤の使用について」である．筆者はファシリテーター役(司会)としてミーティングに参加した．

> **司会** 先生に，まずは現状を聞いてみましょう．
> **医師** 熱傷の患者は昼夜問わず運ばれてくる．早期に経腸栄養剤を投与したいのに，食事オーダーをして配膳時間を待たなくてはいけないし，さらにオーダーの締め切り時間まであって，すぐに使えない．夜間に運ばれてきた患者への栄養剤投与を朝までなんて待てない．
> **司会** なるほど，先生が必要なときに栄養剤を使えない状況なのですね．
> **管理栄養士** でも，食事オーダーがなければ，その患者さんへの栄養剤の提供はできません．まして夜間など，食事時間以外には出せません．やはり食事オーダーをしてもらってからでないと．

司会　確かに夜間は無理ですね．
医師　それじゃ，だめだよ．それだと通常の患者に使用する本数しかオーダーできないじゃないか．熱傷の患者にはもっとエネルギーが必要なんだ．
司会　そうなんですね，先生が必要と思われているエネルギー量のオーダーができないのですね．
管理栄養士　でも，高価格の栄養剤をたくさん使うと食事療養費の費用を超えてしまうので，通常のオーダー本数を超えると費用面でも困ります．
医師　治療で必要なんだ．出せないのか．もう何回言っても……．
司会　ちょっと待ってください．互いの言いたいことはわかりました．でも困りましたね．先生は，その栄養剤をどのように使えたらいいのですか？　どうあったらいいのですか？
医師　患者が運ばれてきたときに，夜間でもすぐに必要な場合に使えたらいい．必要なエネルギー量を必要な分だけ使えればいい．通常の入院患者じゃないんだ．その患者には栄養剤を使うタイミングと量に命がかかっているんだから．
司会　なるほど，先生の希望は時間や締め切りなどに関係なく，必要なときに必要な量を使いたいのですね．患者さんのためにというのもわかりました．
管理栄養士　患者さんのために，何とかしたいと思うことは私たちも同じですが……．
司会　そうですよね，みんな患者さんのためにと考えているのですよね．それでは先生も管理栄養士も，できることと，できないことを分けてみましょうか．栄養管理室（管理栄養士）ができることは，食事オーダー締め切り時間に間に合えば通常本数は出せますね．できないことは時間外のオーダーと通常のオーダー本数よりもプラスされる本数ですね．先生は締め切り時間外でも必要なときに必要な本数が使用できたらいいというお考えですね．さて困りました．どうしたらいいものでしょうか．

全員 （沈黙）

司会 費用が絡むことなので，このことについて事務のほうで何か解決するアイデアはありませんか？

事務 先生，その栄養剤は患者さんにとって必ず必要なものなのですね．そういえば，以前，インスリンによる低血糖予防として，クラッカーを栄養管理室へのオーダーではなく，病棟で購入したことがありました．低血糖は頻繁に起きるものではないけれど，食事時間と関係なく起こるため，病棟として用意しておきたいという理由でした．先生，治療にその栄養剤が必要であるという内容の要望文書を提出してくれませんか．栄養剤の購入が必要という明確な理由と，購入の流れ，その後の管理をどうするか検討してもらえば，クラッカーと同様の扱いで購入できるかもしれない．ただ，病棟での管理は大丈夫ですか？

医師 ああ，それなら病棟師長に話してみる．病棟スタッフにもミーティングで話をしてみるよ．

司会 それはいいアイデアですね．みんなにとっても，患者さんにとっても，よいことになりますね．

このミーティングの数日後，医師は要望文書を用意し，病棟師長や病棟看護師と話が進み，治療のために必要な栄養剤は，医師が"こうあったらいい"という望ましい形で使用可能となった．

▶コーチングスキルの活用：アクノリッジ，ペーシング，収束

ファシリテーターは，一方だけの要望を通したわけではなく，中立な立場を守りつつ，参加者全員を「患者さんのために」という共通のゴールに向かわせ，それぞれの参加者の意見を尊重し，出たアイデアを活かし，ミーティングの目的を達成したのである．

このミーティングは，参加者が自由な発言をしやすいように，参加者が発言した言葉に「〇〇なんですね」と**アクノリッジ（承認）**や，「なるほど〜」「いいですね〜」と発言を促進するよう**ペーシング（相づちや相手の言葉の繰り返**

病院組織のマネジメント 87

表3　コーチングフローの活用

- 扱う目標の確認と明確化(何を解決したいかを明確にし,関係者を集めた)
- 現状の明確化(参加者全員に話をさせた)
- 望ましい状態の明確化(患者さんにとって,どうあったらよいかを話させた)
- ギャップの明確化(起きている問題を話させた)
- 具体的な行動の決定(参加者全員がゴールに向かって,それぞれに役目をもち,行動を起こすことを決めた)

しなど)を行いながら進めた.

　参加者が互いに対等であることを意識させ,一方的な意見だけで終わることのないように,それぞれの意見を引き出した.

　さらにミーティング内容をまとめ,**収束**させていくために,「できることとできないこと」を問いかけ整理していく方法や,途中,参加者それぞれに考えてもらうために沈黙を扱いながら,結論へと導いていったのである.さらにこの流れの中においても,コーチングフローが活用できた(表3).

　このようにして,集まった参加者の目標は達成され,参加者全員にとっても有益なミーティングになり,さらに患者にとってもよい結果につながったのである.

　組織運営のうえでは,目標に向かって,スピーディかつ円滑に組織を動かすためには1対1のコミュニケーションに加え,効果的なミーティング運営を行う必要がある.ここにもコーチングスキルは活用できると考える.

6 教育的支援がもたらす組織の活性化

　東北大学病院NSTは「すべての患者が個々に応じた適切な栄養療法を受けることができるようにすること」「職員が栄養療法を実践する環境を整備していくこと」を目的に,コーチ型リーダーシップを発揮しながら,自ら手を上げ,栄養の問題に取り組んでいく病棟NSTメンバーを支援していった.

病棟NSTメンバーの取り組みを，NSTコアスタッフや病棟NSTメンバーどうしで承認し合う場として，院内での発表会も行った．発表会を意識して活動し，まとめる動きは，NST内の活動だけに留まらず，看護研究や学会発表のテーマにする動きへと発展していった．

　どの病棟でも「患者の栄養を改善したい」という共通のテーマへの取り組みであったが，これが結果的には，それぞれの看護の視点から栄養をみて，それぞれのやりかたで看護の質を上げるという「しくみづくり」につながったといえる．

　発足当初の東北大学病院NSTは，ボランティア的にかかわる多職種20数人であったが，2011年には127人にまで増えた．そして2012年度には，看護部内で感染や皮膚・排泄ケアと並ぶNST委員会，NSTリンクナースの会が発足し，ボランティアではなく1つの部署内で認められた組織となった．これは，NSTの目的でもある栄養に関心のある人たちを増やし，栄養をみる環境の基盤づくりを行っていった成果であると考える．

▶人，チーム，そして組織へ

　病院組織のマネジメントは，「指示命令型リーダーシップ」で押し進めることも重要である．しかし，「コーチ型リーダーシップ」を発揮したコミュニケーションスタイルにより，個々のもっている能力に目を向け，個別対応，支援，フォローアップをして，次のステップへ自ら進んでいけるように導くことこそが，関係するチームをつなげて組織に広がりを与え，単なる足し算ではない，さまざまな相乗効果を生むと考える．

　患者の栄養状態をよくするという目標を達成するために，病棟NSTメンバーが「自ら」「主体的に」「やりがいをもって」取り組んできたプロセスは，「モチベーションを維持する」「意外な発見が得られる」といった予想以上の成果をもたらし，1人ひとりの成長につながったと感じる．

　組織の中の1人ひとりの成長を願うという姿勢が，今後，組織を運営していくマネジメントに必要なことではないだろうか(**表4**)．

表4　コーチ型リーダーシップ　チェックリスト

あなたのコミュニケーションスタイルは，コーチ型リーダーシップスタイルですか

☐ 相手（部下や同僚，チームメンバー）が話しやすい雰囲気や環境をつくっていますか

☐ 相手が考えていることを引き出すような会話をしていますか

☐ 仕事をする部下や同僚とコミュニケーションをとる時間とその場面がありますか

☐ 結果だけでなく，個々の取り組み（プロセス）を重んじ，相手の行動や成果に対してタイムリーにフィードバックしていますか

☐ 決まったやりかたを押しつけるのでなく，相手ができることを見つけ，取り組めるようにしていますか

☐ 相手の個性や強みに目を向けていますか

☐ 相手の成長を願って，提案やリクエストをしていますか．その後フォローをしていますか

☐ 組織やチームの中で，相手が自ら考え，問題解決し，学ぼうとするかかわりかたをしていますか

☐ 相手を観察してかかわりかたを変えていますか

☐ 相手を認め，相手の成長を願ってかかわっていますか

文献
1) ピーター・F・ドラッカー著，上田惇生訳：マネジメント［エッセンシャル版］―基本と原則，p.9，ダイヤモンド社，東京，2001．

第5章

事例で学ぶ
コーチングマネジメント
の実際

- 事例1　メンタルマネジメントに活かすコーチング
　　　　　―パワハラ予防の体験型コーチング研修の実際…92
- 事例2　院内の委員会がうまく機能していない…106
- 事例3　部署内のチームワークが悪い…114
- 事例4　言いわけが多いベテラン看護師…121
- 事例5　"燃え尽き"を感じている看護師長…129

具体的な事例からコーチングマネジメントを学ぶ．事例2～5では，経時的な会話の記録によって対話場面を浮かび上がらせ，具体的なコミュニケーションのありかたを検討する．

第5章｜事例で学ぶコーチングマネジメントの実際

事例1
メンタルマネジメントに活かすコーチング
——パワハラ予防の体験型コーチング研修の実際

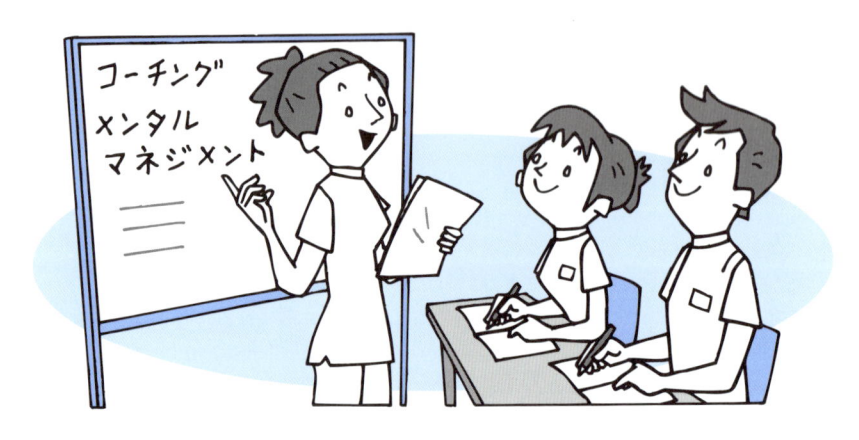

　コーチングを学び活用する最大の利点は，人間関係を構築していく術を手に入れられることである．コーチング力が備わることで，困難な場面を乗り越える力と，多様な価値観に対応できるセルフケア能力が上がる．その結果，たとえ周囲の環境に動揺することがあっても，自己実現に向かい「ぶれない軸」が強化されていく．

　ここでは院内でパワーハラスメント（以下パワハラ）への予防・解決への取り組みの一環として実施したコーチングを取り入れたメンタルマネジメント研修を紹介する．

1 パワハラとメンタルヘルスケア

▶ メンタルヘルスの現状：労働安全衛生の視点から

　労働者へのメンタルヘルス対策は，2006年に新たな施策が示されている

が，いまだ職場における対策は十分とはいえず，心の健康を損なうケースは年々増加している．厚生労働省の調査によると2011年度には「精神障害」による労災請求件数が1,272件とピークを迎え，決定件数も1,074件と高い数値を保っている．その中でも，医療業の請求件数は上位に位置づけされている．

また，うつ病による自殺者も3万人を超える状態が10年も続いている．これは不況の影響を受け，雇用の質の低下などにより，職場内でいじめなどのパワハラが起こりやすい状況となり，働く人のストレスが増大していることが原因ともいわれている．

▶パワハラへの国の施策

2012年1月に，厚生労働省から「職場におけるパワーハラスメントの定義」が発表され，職場の労働者に対する早急なパワハラ予防・解決への取り組みが求められた．

パワハラの影響は，メンタルヘルスをはじめとして組織を内部から破壊する危険性を潜ませている．それに関連して，早くからメンタルヘルス対策に取り組んでいる組織では，パワハラ対策にも有効性が認識されている[1]．

▶医療現場でのパワハラの特徴

医療現場でハラスメント（適正な範囲を超えて，精神的・身体的苦痛を与えること）が起こる原因としては，次の3つがあげられる．

① 病院組織は，異なる部署の重複した指示命令系統があり権限が複雑である（例：看護は組織上独立しているが，診療の補助に関する事項は医師の指示の下に行われる）．チーム医療の普及により主治医と担当医など指示受けの権限に曖昧さがある．

② 職位や資格，経験などで複雑な上下関係が成立している（例：看護師長，専門・認定看護師，プリセプター，新人看護師，准看護師など）．

③ ストレスを誘発する要因が多い（例：医療事故防止への緊張感，患者・家族からの暴言・暴力，人員不足による多忙感，長時間勤務など）．

このような背景の中でも，医療は命を扱う専門集団であるがゆえ，叱責

よる厳しい指導が求められていることも確かで，やりがいとは裏腹に心が折れてしまいそうなことも，しばしばである．

2 現場の声から企画した院内研修

▶メンタルヘルス障害による離職率の上昇

　当院は創立60年を超え，"人間関係が良好で働きやすい職場"が強みであり，メンタルヘルスケアへの取り組みとは無縁といってもよいほどのアットホームな職場環境であった．

　しかし，事業拡大による診療科の新設や新たな専門職種の増員などで，開設当時20人だった職員数が，現在では130人を超え，職員間の情報伝達や，職種間のコミュニケーションに弊害が生じるようになった．

　そのような中，2011年度の当院の看護師離職率は15.3％と，前年度の2倍を超え，退職者数9人で，そのうち人間関係などの理由による退職者5人であった．さらに精神疾患による連続休暇取得者が2人おり，その原因はパワー（職場での優位性）による過剰な叱責行為であった．退職した看護師は管理職や中堅看護師で，看護部にとっては大きな痛手となった．

▶心を鍛えたいという看護師の声

　病院ではハラスメントに対する調査をはじめたが，叱責する側には，それ相当の理由があり，たまりかねて怒ってしまうという．「何度言っても同じミスを繰り返す」「報告がない．遅い」「管理者のレベルが低い」など，耳の痛い声が返ってくる．それに対し，看護師たちの声を聴取してみると，パワハラ防止への声はもちろんであったが，「叱られて萎縮する自分が嫌」「もっと強くなりたい」「上手に自己主張ができるようになりたい」という自身のメンタル強化への声が上がってきた．

　そこで，メンタルヘルスケアの第1ステップである「セルフケア」に着目し，認知の変換で，ストレスに対処できる精神力を養うことを目的にコーチングを活用したメンタルマネジメント研修を企画した．研修ポスターには実際の

図1　研修ポスター

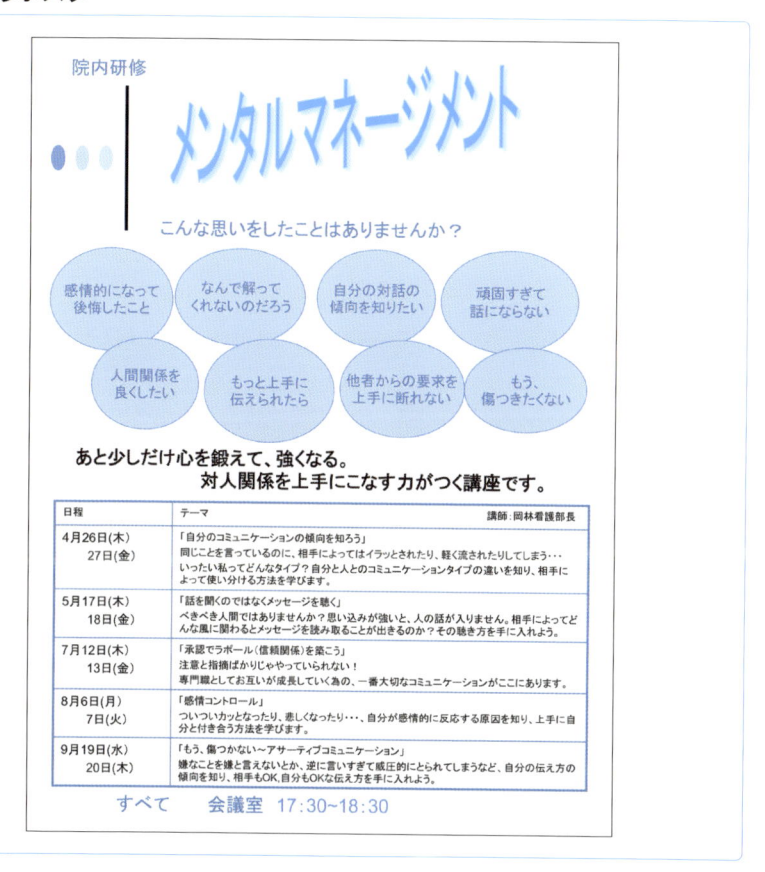

現場からの声をメッセージとして掲載した(図1).

▶研修の実際

　セルフケアのポイントは，上司も部下も自分のストレスへ上手に対処し，互いの気持ちになって尊重できる関係性を築くことが重要で，これがハラスメント防止にもつながると考えた．

　研修は，個々が自分に合ったストレスへの対処法を手に入れ，明日からすぐに行動に結びつくように，表1のタイムテーブルのようにコーチング型ワークを中心とした構成で実施した．

表1　研修のタイムテーブル（1時間の時間配分）

1. タイプ分け（17：30〜18：30）

スタート	時間	テーマ	内容
17:30	0:05	アイスブレイク[*1]	■全員で行う． ●あなたはどんな人ですか？ 特徴をシェア（共有）．
17:35	0:03	研修の目的の説明	■メディカルスタッフの志事[*2]の明確化：人間対人間の理解と同時に人と人をつなぐ調整役である． ●多様な人間性に対応していくために，人は自分と同じでないことを体感する．
17:38	0:02	研修の流れの説明	■研修の全体の流れについての説明． ●本日の流れ：ワーク中心で行う． ●自分と人の認知は同じでない／自分のタイプ，他のタイプを知る／タイプ別コミュニケーションのとりかたを知る．
17:40	0:10	学びタイム 自分と他人には考えの違いがある	■どんなことをするのかを説明． ●人は現実をどのように捉えているのか，コミュニケーションがうまくとれないときの理由を説明． ●NLP（神経言語プログラミング）における代表システム（五感）を例にあげ，ミニワークを行う． ●海にいる自分をイメージして，自分と他人のイメージの違いで傾向の違いを体験する． ●人の関心の向けかたや傾向で，どう反応するかに注意を向け，互いの違いを知り，自分と他人の理解を深める．
17:50	0:25	ワーク タイプ分け	■定着化に向けたワークの実施． ●自己主張の強弱，表現の強弱で4つのグループに分かれて特性を引き出す． ●どんなふうに，ほめられたいですか？ ●注意を受けるときは，どんなふうに受けたいですか？ ●イラッとするタイプ・苦手なタイプは，どんな傾向の人ですか？

[*1] アイスブレイク：初対面の参加者どうしの抵抗感をなくすために行うグループワーク．
[*2] 志事：志をもって行う「仕事」のこと．

18:15	0:10	発表・質疑応答	■各グループの発表.
18:25	0:05	まとめ	■違いがあることの理解, タイプ分け資料配布. ●明日から, どんなコミュニケーションを意識しますか？
18:30		終了	

2. 聴く（17：30 ～ 18：30）

スタート	時間	テーマ	内容
17:30	0:05	アイスブレイク	■全員で行う. ●「聴く力」のアセスメント.
17:35	0:03	研修の目的の説明	■なぜ, 人は心を開いてくれなくなるのか, 人間心理を理解し, 言葉ではなく「メッセージを聴く」ための聞きかたを手に入れ実施できる.
17:38	0:02	研修の流れの説明	■研修の全体の流れについての説明. ●本日の流れ：聴きかたによる相手の態度・行動の違いを知る. ●話したくなる聴きかた.
17:40	0:25	学びタイム アップセット[*3]とは ジョハリの窓[*4]とは	■どんなことをするのかの説明. ●反抗的になる, 理不尽なことをするのはなぜ？ ●インフォメーションとメッセージの違い. ●気持ちを閉じてしまった人, 心を開いてくれない人への聴きかた. ●自分をまず解放するには. ●事実と気持ちの聴き分けかた. ●病みの軌跡.
18:05	0:10	ワーク 質問タイム	■定着化に向けたワークの実施. ●聴いてもらえないコミュニケーションの経験. ●誰のための質問か. ●自分の枠の中で聞くと, コミュニケーションの目的から外れる.
18:15	0:10	発表・質疑応答	■どんなときに活用しますか？ どのようにして引き出しますか？
18:25	0:05	まとめ	■聴くときは自分の価値観・感情は脇におく. エンジェルアイ[*5]. ●最初の2分は話に集中して聴く. 頭で考えない.

＊3　アップセット：ものごとを適切に扱えなくなった状態.
＊4　ジョハリの窓：自己の公開に視点をおいたコミュニケーションのモデル.
＊5　エンジェルアイ：母親が子どもに見せるような相手のすべてを受け入れる視線.

			● 明日から，何から実践しますか？
18:30		終了	

3. 承認(17:30〜18:30)

スタート	時間	テーマ	内容
17:30	0:05	アイスブレイク	■ **今日うれしかった出来事どんなこと？** のシェア．
17:35	0:03	研修の目的の説明	■ **承認とは，認め受け入れること．** ● 自分への承認，人への承認を行うことの意味を理解し，職場で有効な人間関係を築いていくためのヒントをつかむ．
17:38	0:02	研修の流れの説明	■ **研修の全体の流れについての説明．** ● 自分への承認・人への承認・信頼関係の築きかた． ● ワーク(非言語的コミュニケーション，承認の言葉)．
17:40	0:15	学びタイム	■ **どんなことをするのかの説明．** ● 自分を認める(シャンパンタワーの法則[*6])，相手を認める(ほめると承認の違い)．
17:55	0:10	自分と人を認めるミニワーク 長所と短所は紙一重 強みは，時によって弱点になる	■ **自分のこと好きですか？ 自分の特徴を書き出し反対言葉に変換する．** ● 大雑把→大らか／真面目→堅物／皆にやさしい→八方美人． ● 長所・短所は表裏一体，自分の欠点をなおすという考えかたより長所を伸ばす． ● 自分の目に映る他人の姿，欠点を長所に変えてみると，いいところが見えてくる．
18:05	0:15	ワーク 信頼関係を築くためのコミュニケーションとは	● まず安心，安全な関係を築く． ■ **定着化に向けたワークの実施(1)** ● 非言語的コミュニケーションの実演． ■ **定着化に向けたワークの実施(2)** ● ほめ言葉の種類(成果承認・事実承認・存在承認)から，認めてもらったと感じるとき，居心地悪いと感じるときなどを出してもらう．
18:20	0:05	発表・質疑応答	■ **どんな行為が承認になるのか皆であげる．行動を決める．**

*6 シャンパンタワーの法則：自分が満たされなければ他の人を満たすことができないというシャンパンタワーになぞらえた考えかた．

18:25	0:05	まとめ	■承認とは「ここに，いてもいいんだ」とその人が思えて，そこにいられるような周りからの行為にいき着く． ● 明日は，どんな承認からはじめますか？
18:30		終了	

4．感情コントロール（17：30 ～ 18：30）

スタート	時間	テーマ	内容
17:30	0:05	アイスブレイク	■どんな枠組みをもっていますか？
17:35	0:03	研修の目的の説明	■EQ[7]を理解し自己観察の習慣をつけ，第一感情[8]の気づきかたを学ぶ． ● 自分の内側で起こっている感情の原因を捉え，思考変換する方法を手に入れる．
17:38	0:02	研修の流れの説明	■研修の全体の流れについての説明． ● EQ，自己認識・非合理的な枠組み・認知の変換．
17:40	0:20	学びタイム	■どんなことをするのかの説明． ● EQの理解，セルフアセスメント・セルフイメージの整理，心の地雷[9]の理解．
18:00	0:10	ワーク 自分の枠組みを知るワーク ワークシート・チェックリスト	■セルフイメージ・セルフアセスメントのチェックをする． ● どんな枠組みをもっていますか？ シートに記入する．
18:10	0:10	ワーク 発表・質疑応答	■定着化に向けたワークの実施． ● 枠組みについて全体でシェア．
18:20	0:10	問題解決 リフレーム まとめ	■自分の枠を外す． ● 非合理的な思い込みを見なおす． ● 楽観的な思考にシフトする． ■EQを高めるためには，自分の捉えかたの癖を知る，内側で起きている感情を整理する，枠を外す，楽観的な思考にシフトする，違った価値観を受け入れ，認める．

[7] EQ：emotional quotient，感情を管理する能力．
[8] 第一感情：怒りなど（第二感情）の前にある感情．迷子になった子を心配していた親が，その子どもを見つけほっとする（第一感情）が，それが「どうして迷子になったのか」と子どもを叱る感情（第二感情）になる．怒りの前の感情を知ることでコミュニケーションを円滑にできる．
[9] 心の地雷：その人にとって触れられたくない部分．感情を爆発させる原因となる．

| 18:30 | | 終了 | ● 自分の内側で起こる感情と上手につきあう.
● どんな枠を外しますか？ |

5. アサーティブ・コミュニケーション（17：30〜18：30）

スタート	時間	テーマ	内容
17:30	0:05	アイスブレイク	■ 自己主張できないときは，どんなとき？
17:35	0:03	研修の目的の説明	■ 自分の自己表現の傾向を認識し，アサーティブになれない理由を知る. ● アサーティブに表現できるポイントを手に入れ，実践できる.
17:38	0:02	研修の流れの説明	■ 研修の全体の流れについての説明. ● 具体的な事例を通してアサーティブな表現法を理解する.
17:40	0:20	学びタイム アサーション[*10] アサーション権	■ どんなことをするのかの説明. ● アサーションでの3つの自己表現タイプ（事例で説明）. ● アサーティブになれない理由，非合理的な思い込みの具体例. ● アサーション権の説明.
18:00	0:15	ワーク 事例1：気になる部下への対応 事例2：上司・指導者・新人の関係 自分もOK・相手もOKになる伝えかた	■ 定着化に向けたワークの実施. ● 個々の事例の立場になり，アサーティブになれない理由を探る ● どのように伝えるとよいか，グループで考える.
18:15	0:05	DESC法[*11]	● 事例1をDESC法で伝える.
18:20	0:08	発表・質疑応答	● 事例2についての分析と対応方法.
18:28	0:02	まとめ	■ 自分のコミュニケーションのパターンを変えることで，行動が変わる. ● 人間関係のありかたを変えることができる. ● さっそく誰に伝えますか？
18:30		終了	

＊10 アサーション：自分の意見や主張・感情を周囲の状況をふまえて表現すること.
＊11 DESC法：自分の要望を伝えるときや，言いづらいことをいうときに用いる方法. describe（客観的な描写），express（主観的な気持ちの表現），specify（具体的な提案），choose（選択）の4つに整理して伝える.

3 メディカルコーチを育てる

▶承認の文化が職員のモチベーションの鍵

　研修後，参加者から提出された感想をまとめると，自己認識・他者理解・自己開示・他者へのケアなどに関して前向きな感想が多くみられた．しかし，「実践はむずかしい」という意見も少なくはなく，「もっと他にやるべきことがあるだろう」というネガティブなフィードバックがあったことも事実である（表2）．そこは真摯に受けとめ，起こっている現象を他責にせず，他職種と対等なコミュニケーションがはかれるよう，看護の質向上への努力を惜しんではならない．

表2　研修フィードバック

研修名	参加数	フィードバック
1. タイプ分け	32人	【自分のタイプを自覚できた】 ●自分のタイプを知り相手のタイプにも興味がわいた． 【タイプの違いが納得できた】 ●自分の苦手なタイプが対極タイプだと聞き，すべてその通りなので妙にスッキリした． 【現場ですぐ活用したい】 ●苦手な人と接するとき，相手のタイプを考えながら接するとイライラすることが少なくなりそう． ●タイプ分けをもっと，いろんな人に知ってもらいたい．
2. 聴く	41人	【先入観をもって聴かない】 ●自分の捉えかたで相手が発しているメッセージを消さないようにしたい． ●先読みせずに受けとめてあげられるようになりたい． 【聴きかたが相手の行動に影響を与える】 ●先読みされると反抗的になっている自分に気づいた． ●こちらが緊張していて相手が話しやすい環境をつくれなかった． 【自分への気づき】 ●まず自分のことを知った上で相手に接していくことが大事． ●ジョハリの窓で，盲点の窓があることが気になった． ●開放の窓を大きくすることで人間関係がよくなるのでは．

3. 承認	28人	【非言語的コミュニケーションが与える影響への反省】 ● 普段あまり深く考えていなかった．改めて自分の行動，態度について気をつけようと思った． ● 目は口ほどに物を言うという言葉があるように，相手に不快感を与えないようにしたい． 【承認する】 ● 承認で人間関係を築くためには，まず自分自身を承認することが大切． ● 自分で言われて心地よく感じる言葉がけをしていきたい．	
4. 感情コントロール	35人	【実践するのはむずかしい】 ● 簡単にできることではない． ● 自分で整理していくのは，むずかしい． 【心の内側への気づき】 ● 怒りが起こる前に悲しいや悔しいなどの第一感情があるという説明を受け，改めてそうだなと気づいた． ● 第一感情に気づくことができたら，怒りを発する前に，その感情を表に出し解決することができる気がする． ● 自分の枠組みを書いて表すことで，自分がどう捉えているかを知ることができた． ● 自分がどういう枠組みで人を見ているのかを知ることで，怒りや悲しみをコントロールできるようにしたい． 【自己認識を高める】 ● どんな枠組みをもっていますか？に対してなかなか浮かばず，自己認識がないことがわかった．これからは思考していきたい． ● 常に自己観察を習慣づけ，第一感情に気づけるようになりたい． ● まずは自己観察，自己認識からはじめようと思う． 【他にやるべきことがある】 ● EQを高めることも必要だが，まずは一般常識を身につけることが社会人として最良であると思う． ● 今，当院の職員にとって必要のある研修か疑問が残る．他にすべき研修があるのではないだろうか． ● 医療業界で働くうえでの専門知識や，人としての一般的な知識，思いやりを身につけたうえで，メンタルを学んでいくことが大事だ．	

5. アサーティブ・コミュニケーション	35人	【事例への意見】 ● Cにはもっと責任感をもって，はっきりAとB，特にBに言ってもらいたい． ● Cが言えないのであれば，もっと上司がはっきり言ってほしい．同僚や下の者は絶対Bには言えない． ● Bの発言や態度はA，C以外，他のスタッフにも嫌な気持ちを与えている． 【感情にフォーカス】 ● 相手に変わってもらいたいという感情が先に立ってしまいがち．まず相手の思いを聞くことから入っていかないと相手も受け入れてくれないと思う． ● 感情によって態度を変えることなく平常心をもって人と接する事が大切． 【活用の必要性】 ● 好き嫌いや，苦手な人はいると思うが，職場での作業を円滑にすることが大事．少しずつ活かしていきたい． ● 皆でアサーティブなやりかたを考えて行ったら，円滑に事がまわっていくと思う．

表3 承認の種類

事実承認(2人)	存在承認(26人)	成果承認(0人)
髪を切りましたね	いつも，ありがとう	すごいね
早くから仕事していますね	あなたに会えてよかった	よくがんばったね
いつも笑顔ですね	あなたがいないと，はじまらない	さすがですね

　筆者が一番問題を感じたのは「承認」研修の結果である．「自分のどこが好きですか？」という質問に，参加者のほとんどが「自分のことがあまり好きではない」と答え，承認アセスメントでは，存在承認は積極的に行っているが，苦手な人には承認ができていないという回答が多かった．また，「自分が言われたい承認の言葉」では，参加者28人中26人が存在承認の言葉であった(表3)．

　この傾向は，マズローの基本的欲求でいう「愛と所属の欲求」と「承認と尊敬の欲求」の欠乏が大きく，今後不健康な状態となりうる警告と捉えられる[2]．現場から推測できることは，あるパワーの絶対権限が浸透し，周囲が

依存的になっていることと，自己主張を尊重できる風通しのよい環境が失われていることである．厳しく叱責するという行為そのものは必要とされる事実承認であるが，それが現場の生産性を落としているとすれば，効果のない叱責である．退職の根本的な原因も，承認が少ない環境下で，度重なる厳しい指導や注意を受けることで，「愛と所属の欲求」の欠乏が大きくなっていったからであろう．

　人は誰もが成長していく過程で，職場や家庭の中で愛され尊重されたいという欲求をもっており，その充足度合が自己実現に向かうエネルギーを左右する動機づけになっている．1人ひとりの職員が「ここにいてもいいのだ」と思える承認の文化をつくっていくことは重要である．加えて，パワハラなどで感情的になっている相手に対し，周囲から上手にフィードバックできるスキルを身につけるトレーニングも必要である．そのためにも，現場を元気にできるメディカルコーチを育てる意義は大きい．

▶「ぶれない軸」を育てるコーチング

　現在は組織的なパワハラ対策が定着しつつあり，看護部門内で積極的に目標設定を行い，自らで職場のコミュニケーションのありかたを変えていこうという行動変容が起こっている．今回の取り組みで実感したことは「厳しい現場についていけない者は淘汰されていく」という考えの下に，使命を果たしているスタッフが多いということだ．しかし，言葉や態度は異なっていても，そこには「誰かの役に立ちたい」という共通の思いを共有し，困難を乗り越え，共に感動しあえる日常があるからこそ，やりがいにつながっていることが見えてきた．研修を終えて一番変わることができたのは筆者自身かもしれない．

　今後のステップはラインケア[*12]で，看護管理者の90日コーチングがスタートする．看護管理者たちが目標達成の過程でセルフコーチング力を養い，ストレスに負けない軸をもつことがねらいである．看護師の育成について，鈴木は「看護師長やプリセプターなどがコーチングを身につけることは有効です．しかしもっともめざすべきは，コーチング上手になることでなく，セ

ルフコーチングができる人を育てることです」[3]と述べている．コーチングを受けること，またはコーチング的にかかわることで，対象が困難な出来事に遭遇したときに，自答自問しながら自己成長を遂げていく．そんな「ぶれない軸」を育てていくことがメディカルコーチ[*13]のめざすゴールではないだろうか．メディカルコーチのチャレンジは終わることはない．

文献
1) 厚生労働省：あかるい職場応援団—みんなでなくそう！職場のパワーハラスメント　http://www.no-pawahara.mhlw.go.jp/（2013年2月17日閲覧）
2) 廣瀬清人，菱沼典子，印東桂子：マズロー基本的欲求の階層図への原典からの新解釈．聖路加看護大学紀要35：28-36，2009．
3) 鈴木敏恵：クオリティ・オブ・キャリアを高めるポートフォリオ(3)成長を希求する人へ…「知の果樹園」と「セルフコーチング」．看護管理20(7)：602-606，2010．

[*12] ラインケア：職場で直接かかわる管理者などが，職場環境の改善をはかり，職員に個別の指導・相談を行うこと．
[*13] メディカルコーチ：医療従事者への専門的コーチングを行うコーチ．

第5章 事例で学ぶコーチングマネジメントの実際

事例2 院内の委員会がうまく機能していない

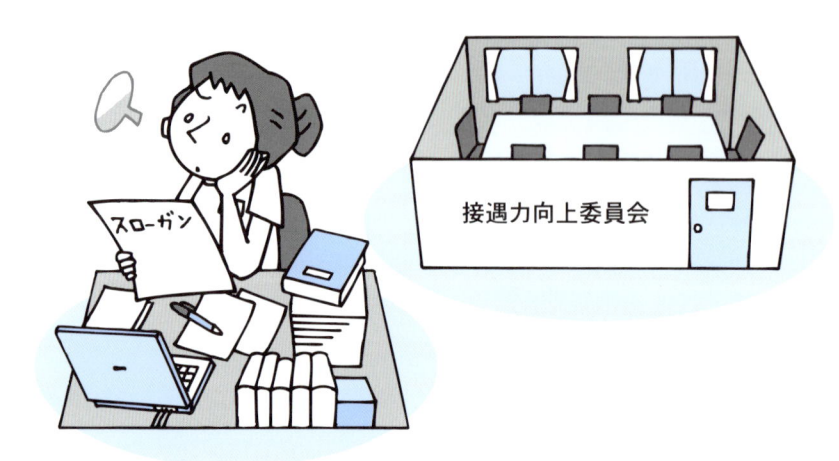

　実務経験が6年目の中堅ナースである鈴木さん(仮名)は，明るく話し好きで患者からも人気がある．また何でも相談しやすい雰囲気から後輩からも慕われている．他部署の職員とも積極的にコミュニケーションをとる社交的な性格だった．その鈴木さんを見込んだ所属部署の主任から，院内の接遇力向上委員会のリーダーに推薦され抜擢された．

　リーダー着任当初，鈴木さんは主体的に呼びかけて委員会を開催し，いろいろなアイデアを出していた．しかし委員会設立後4か月も経過すると，日々の業務に追われ委員会は後まわしになった．委員会設立当初の意欲は薄れ，やらされている感が強く，毎月スローガンのような指針は出されるものの，主体性をもって具体的な活動をしているようには見えない．

　院内委員会のアドバイザーを担当している看護師長は，接遇力向上委員会が機能するようになるために，まずリーダーの鈴木さんの話を聴いてみた．

場面1 最初の会話

	看護師長	鈴木さん
1	鈴木さん，来週予定している第4回目接遇力向上委員会の会議の議題について聞きたいのですが，時間がとれますか？	はい．実は，今月は忙しくてまだ今月の議題について検討できていないのです．他のメンバーと相談するので，もう少しお時間をいただけますか？
2	今月は，全体的にどの部署も忙しそうでしたね．	師長さんもお気づきのように，今月は急患が多かったのと病欠者があり，忙しかったのです． 来週，会議の予定があることをすっかり忘れていました．
3	委員会の活動を活性化していくためには，活動の軸となる会議で何を目的に会議をするのか，**議題**を事前に明確にしておくことが大切ですよ．	師長さんがいつも話しておられるように，会議は事前の準備が肝心ですね．他のメンバーとなかなか予定が合わないのですが，今週中にメンバーに声をかけて，相談してみます．
4	部署が異なるメンバーと予定を合わせるのも，コミュニケーションをとるのも工夫と努力が必要ですよね．その点では，鈴木さんは意識して他の部署と日ごろからコミュニケーションを取っていると**主任が感心していましたよ**．	ありがとうございます．主任さんは気づいてくださっていたのですね． 元々私は，人と話すのが好きなので，他の部署のメンバーとコミュニケーションをとるのはとても楽しいです． 委員会には気の合うメンバーが集まっていると感じています．
5	メンバー間のコミュニケーションが円滑だと，活動の成果も向上しそうですね． 先月委員会が主催で行った敬語セミナーの反響はいかがでしたか？	敬語セミナー受講の感想は，好意的なものが多く，セミナー直後は正しい言葉づかいを意識していた様子でしたが，1回のセミナーだけでは実際の言葉づかいに変化はなかったように感じています．
6	セミナーを受講しただけで，実践できるようになるわけではないようですね． 鈴木さん自身は，セミナー後に敬語を使いこなすために何か意識して行ったことはありますか？	接遇委員会のリーダーが敬語を使えないのは恥ずかしいと思って，自分がどんな言葉づかいをしているのか意識するようになりました． 使い慣れていない言葉は身につかないと感じて，資料を復唱しています．

	看護師長	鈴木さん
7	知識を実践できるようにするために，鈴木さんは意識して努力しているのですね．	師長さんと話していて気づいたのですが，セミナーを行うだけでなくて，その後に実際に敬語を練習する機会をつくったらよかったのだと思いました． 受講しただけで満足して，知識が身につく前に内容を忘れてしまっています．今度の委員会で，セミナー後のフォローの方法についても話し合いたいと思います．
8	新たな知識を使いこなすためには，セミナー後のフォローが大切だという事ですね．それでは，**いつ議題についてお知らせいただけますか？**	明日中に他のメンバーと相談して，明後日にご報告します．

▶コミュニケーションのポイント

1，2：この場面で看護師長が"なぜやっていないのか"に注目すると，鈴木さんはできない理由を探し，意識が言い訳をすることに集中してしまう．看護師長の目的は委員会が機能することであり，できない理由を聞くことではない．会話を通して，ありのままの現状を確認し，鈴木さんのやろうと思っている意識を，実際の行動に移すきっかけをつくることが委員会の活動の促進につながる．

3：議題が明確になっていないのは，委員会の目的・目標に基づいて会が運営されていない表れと捉えることができる．看護師長は，鈴木さんに議題を問うことで会議のセットアップを促している．

4：その場にいない第三者がほめていたことを伝えることは，強力な肯定的なメッセージであり大きな承認になる．

8：期限を鈴木さん自身が決めることで，主体性が引き出される．

場面2 **2日後の会話**

	看護師長	鈴木さん
9	鈴木さん，先日話していた委員会の議題についてどのように話が進んでいますか？	はい．実は昨日も忙しくて，やっと今朝，サブリーダーと相談することができました．来週は，来月のセミナーの企画について話しあうことにしました．「笑顔で挨拶ができるようになる」セミナーをしようと思っています．
10	一昨日は，敬語セミナー後のフォローの方法について検討したいといっていましたが，その件についてはどうしていく予定ですか？	サブリーダーと話したのですが，敬語が身につかないのは，内容がむずかしかったからです．このまま敬語について続けて学んでも，あまり効果は望めないのではないかと思うのです．敬語の前に，笑顔で挨拶ができることのほうが大事だと思うので，挨拶ができるようになることをテーマにしました．
11	**敬語についての取り組みを，いったん保留して挨拶について取り組んでみようと感じたことには何か理由がありそうですね．** 実際に挨拶をしている場面で，どんなことが気になりますか？	挨拶はしていると思います．できているのですが，時々気持ちがこもっていない挨拶をしていると感じることがあります．視線を合わせなかったり，表情が暗かったりします．
12	気持ちよく笑顔で挨拶できるようにしたいということですね．	はい．挨拶はできているのですが，気持ちがこもっていないのです．敬語について学んでみて，表面だけ取りつくろっても，心がこもっていなければ意味がないと感じたのです．
13	美しい言葉づかいや身だしなみを整えることは大事ですが，表面上を整えるだけでなく，心が伴うことが大切だということですね．	そうだと思います．私もはじめ，接遇は敬語や身だしなみ，マナーについて学べばできると思っていたのですが，知識を得るだけはできるようにならないと感じました．
14	それでは，鈴木さんはどうしたら接遇ができるようになると思いますか？	接遇がどうして大切なのか，必要なのかについて皆が理解できたらいいと思います．**接遇の目的**が理解できれば，方法や形を学べば活かせるのだと思います．

看護師長	鈴木さん
15 接遇の目的を理解できることが必要なことなのですね．委員会の中で，接遇の目的について理解を深めるために工夫していることはどんなことですか？	……．改めて振り返ってみると，委員会では接遇を学ぶ手段について話し合っていましたが，接遇の目的についてあまり話していなかったことに気づきました．**委員会メンバーで接遇の目的を共有できていない**のに，一般の職員が目的を意識できるわけはないですよね． 挨拶や敬語など，接遇の方法について検討する前に，次回の委員会では目的について話し合ってみようと思います．

▶コミュニケーションのポイント

- 9〜11：鈴木さんが議題について前回検討していた内容とまったく異なる見解を示しているが，看護師長は批判や意見をいわずに鈴木さんの考えをじっくり聞いている．
- 11〜14：看護師長が意見をいわなかったため，鈴木さん自身が接遇と委員会活動について，どのような考えをもっているのかを振り返ることができている．
- 15：その結果，敬語ではなく挨拶に取り組むことは，接遇を学ぶ手段を変更するだけであり，手段の前に目的を共有することが必要だと，鈴木さんが自ら気づき，次回の委員会で何をする必要があるのか見いだすことにつながった．

場面3 会議の翌日の会話

	看護師長	鈴木さん
16	昨日は，緊急の案件のため会議を欠席してごめんなさい．昨日の会議は，いかがでしたか？	毎回，会議に出席して見守ってくださる師長さんがいなくて，正直なところ心細かったのですが，会議を行うことができました．委員会の目的について話し合いましたが，昨日は結論がでなかったので，各自委員会の目的について考えてくることを宿題にして，来週もう一度話し合うことにしました．
17	鈴木さんの表情がなんだかいつもより堅いですね．**会議で何か気になることがありましたか？**	はい．昨日の会議で話し合ってみて，委員会の目的が共有できていないことをつくづく実感しました． ある人は「医療機関は適切な治療を提供することが一番大切だから，接遇は患者さんから苦情をいわれない程度にできればよい」というし，別の人は「自分たちの接遇で，できていないと感じることについて院内でアンケートをとって取り組めばいい」という人もいました．
18	委員会の目的が共有できていないと感じたのですね．	患者さんから苦情をいわれないようにする，自分たちができていないと感じるところに取り組むというのでは，単なる自己満足だと思うのです．
19	鈴木さんは自己満足ではいけないと感じているのですね．それでは，鈴木さんは，**委員会の目的ってどんなことだと思いますか？**	患者さんは，いろいろな不安を抱えて，医療機関を受診しています．不安な患者さんが，職員と接して信頼感や安心を感じてもらえる接遇ができることが理想だと思います．必要な医療を提供するだけで，患者さんとの信頼関係が築けていなかったら，適切な医療を受けるということにはならないです． 委員会は，1人ひとりの職員が患者さんとの接する力を向上させて患者さんとの信頼関係を深めることを目的にしていると思います．

事例2　院内の委員会がうまく機能していない　111

	看護師長	鈴木さん
20	患者さんとの信頼を高める接遇ができるようになるということは**具体的にどういう状態**だと思いますか？	患者さんへの思いやりといたわりの気持ちを，患者さんとのかかわりの中で伝えることができるようになることだと思います．それを具体的にといわれると，まだ自分自身はっきりとはわからないです．今，気づいたのですが，どうなったらできるようになったと判断できるのか，評価基準がないことに気づきました．
21	それでは，今後どのように委員会を進めていきますか？	まずは来週もう一度，委員会の目的について話し合い，目的を明確にして，来月の委員会では，目的を達成するための手段や方法についてと何をもって達成したと判断するのか，その評価基準について話し合っていきたいと思います．
22	委員会活動を行うにあたって，**サポートしてほしいこと**はありますか？	はい．次回の委員会で，病院がなぜ接遇委員会を設置したのか，その理由についてもう一度お話していただけますか？第1回目の委員会で師長さんが病院の方針と意図について話してくださいましたが，そのときは聞き流して，しっかり理解していませんでした．昨日の4回目の委員会で，やっと目的について真剣に考えはじめたので，改めて意図が理解できれば，自分たちの活動の目的が明確になると思います．

▶コミュニケーションのポイント

17：鈴木さんは，委員会で否定的な意見があったことを伝えている．単なる気の合う仲よしメンバーという関係から，率直な意見交換ができる関係へと，会議を通して委員会メンバーの関係が変化しはじめている．

19：看護師長は，接遇について否定的な意見に対して疑問をもった鈴木さんの意識の変化に気づき，改めて委員会の目的について質問している．鈴木さんは，看護師長の質問に答える過程で考え，委員会の目的がさらに明確になり，主体性が引き出されている．

20：具体的に"どういう状態をめざすのか"について問うことで，委員会の目

標とする状態を明らかにしようとしている．

22 :「サポートしてほしいことは」と問いかけることで，看護師長が鈴木さんを信頼していることが伝わる．また，サポートの内容を鈴木さんが看護師長にリクエストできたことで，鈴木さんの主体性がさらに引き出されている．リーダーである鈴木さんの意識が，トップダウンで"やらされている"委員会から主体的な活動へと変化しはじめていることがわかる．

3回のセッションの振り返り

▶発端
院内の委員会がうまく機能しない．

病院の方針として，接遇力向上のための委員会が設置され，委員会のリーダーに抜擢された鈴木さんには能力も実績もあった．しかし，期待する接遇力向上には結びつかず徐々に主体性と意欲が低下していた．

▶各セッションの意図
①**最初の会話(導入)**：直近の会議の〈セットアップ〉．会議の準備について意識づけし，具体的な行動計画を引き出した．
②**2日後の会話**：鈴木さん自身が接遇の目的を意識した．そして，次の委員会で接遇の手段ではなく目的を共有する行動につながった〈視点の転換〉．
③**会議の翌日の会話**：委員会で否定的で消極的な意見が出されたことで，鈴木さん自身が接遇と委員会の目的をさらに深く考え，リーダーとしての意識が深まった〈行動の継続への動機づけ〉．

▶到達点
鈴木さんのリーダーとしての意識が深まり，委員会メンバーが意見を表明するようになった．今後も鈴木さんのリーダー力向上を支援するようコーチングを継続していくことで，さらに委員会が主体的に具体的な活動を実践し続けていくことができる．

第5章 | 事例で学ぶコーチングマネジメントの実際

事例3 部署内のチームワークが悪い

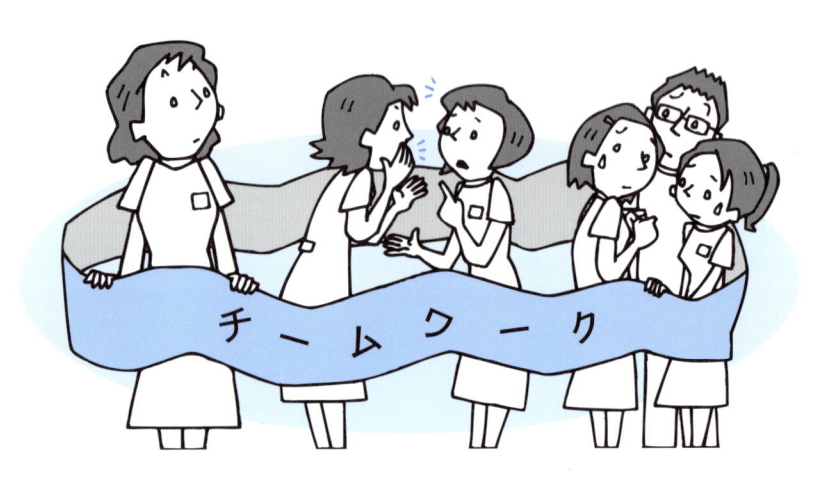

　経験3年のナースである上野さん(仮名)は，外科病棟で2年キャリアを積み，1年前に手術室に配属された．仕事に対しての意欲は高く，自ら進んで知識と技術の習得に励み，先輩ナースから上野さんには安心して仕事を任せられると信頼を得ている．その一方で，不器用で仕事が遅い後輩ナースに対して，「要領が悪くて残業が多い仕事ができないスタッフと給与が変わらないのは理不尽」と不満を漏らしており，それをきっかけにチーム内で陰口や愚痴が広がりつつある．後輩ナースは委縮して後輩どうしでかたまり，チームの雰囲気が悪くなりつつある．

　病棟主任は，上野さんがチームの中で互いに助け合う姿勢がとれるよう支援したいと考えている．

場面1　導入

	主任	上野さん
1	上野さん，来週，今年度の振り返りと来年の目標について個人面談を行う予定です． 上野さんは，**面談でどんなことを話したいと思っていますか？**	手術室勤務になって，知識と技術の習得に努めてきました． この1年間自分なりにがんばってきたと思っていますが，どのように評価されているのか知りたいと思います．
2	上野さんががんばってきたことを，どのように評価しているのか知りたいということですね．	はい．自分では，とてもがんばって勉強した結果，最近ではむずかしい手術にも携わることができるようになったと感じていますが，自分への評価を知って，今後の課題を見つけていきたいと思っています．
3	今後の上野さん自身の課題を明確にしていきたいのですね． それでは，上野さんのような4，5年目の中堅ナースは**チームの中でどのような役割を求められていると思いますか．**	医療は，日々進歩しているので，引き続き知識と技術の向上に努めることは必要とされていると思いますが，その他には何を求められているのでしょうか？
4	何を求められているのか，面談まで時間があるので，ぜひ考えてみてください．来週の面談で，中堅ナースの役割について上野さんと話していきたいと思います．	今まで，自分が勉強すること，成長することばかり考えていて，主任さんや先輩方から自分にどんな役割を求められているのかについて，考えてみたことはありませんでした．面談までに考えてみます．

▶コミュニケーションのポイント

1：年度末の個人面談のセットアップを行っている．個人面談の限られた時間の中で，面談を有効に活用するためには，面談の目的と面談での到達点を明確にして共有しておくことが必要である．

3：上司や組織からどのような役割を期待されているのかについて問いかけている．その結果，自分の知識や技術の向上という自分中心の視点から，上司や組織からどのような役割を求められているのかという客観的な視点で自己を見つめなおす機会になっている．

場面2 個人面談

	主任	上野さん
5	先日話していた中堅ナースの**役割**について，上野さんはどのような**役割**があると思いますか．	日常業務に加え，後輩指導や主任や看護師長の補佐の役割があると思います． 先週，主任と話してから，中堅ナースがどんな役割を担っているのか意識して観察するようになりました．
6	役割について，実際に観察してみたのですね．意識して先輩ナースの様子を見ていて，どんなことを感じましたか．	先輩ナースは，自分の業務だけでなく，周りの状況をよく見て，後輩ナースが困っているときに，タイミングよく，根気よくサポートしていると感じました． 私は，後輩が業務の中で段取りが悪く優先順位がつけられない様子を見ていると，イライラするのですが，先輩方はいらだつ様子はなく，快く指導を行っているように見えました．
7	先輩ナースが温かく後輩を指導できると，チームワークがよくなりそうですね．	振り返ってみると，私自身が困っていたときに，先輩方はさりげなくサポートしてくださっていたのだと改めて気づきました． 今まで，私は要領が悪い人を見るとイライラするけれど，自分の業務だけで精一杯でサポートするまではできていませんでした． 中堅ナースには，後輩をサポートすることが求められていると思います．
8	そうですね．快く助け合い，チームワークがよくなることは，提供する医療の質を向上させることにつながります． 上野さんは，この1年間，知識と技術の向上に本当によくがんばってきました．上野さんの知識と技術を，後輩指導に活かしてほしいと思っています．	今までは，自分が成長することばかり考えていました． これからは，自分のことだけでなく，後輩も成長できるように，後輩指導にも意識してかかわっていこうと思います．

コミュニケーションのポイント

5：中堅ナースの役割について上野さんの考えをまず先に聞いている．指導的立場にある者が自分の考えを先に話すと，部下は自由に自分の意見を話しにくくなる場合がある．本人が自分の役割を認識し，自分で自分の行動を選択することで，その結果に対しても責任をもつことができる．主任は，まず上野さんの考えを聞くことで上野さんの主体性を引き出している．

6・**7**：上野さんが自分自身を振り返ることで，自分もまた先輩方にサポートを受けてきたことに気づいている．それまでは，要領の悪い後輩に問題があるという認識だったのが，後輩指導にかかわろうとしていなかった自分の姿勢にも問題があったのではないかと，視点に変化がみられている．

8：上野さんの視点が変化したことで，後輩指導について行動を開始すると決意することにつながった．

場面3　個人面談の２週間後

	主任	上野さん
9	上野さん，面談から２週間たちましたが，その後，後輩指導にどのように取り組んでいますか．	実は，まだ後輩指導といえる指導はしていません． でも，後輩の様子を意識して観察するようになったと思います．
10	最近，上野さんの後輩ナースへの声かけが増えていると感じていました． 意識して後輩の様子を気にかけていたのですね．	主任から言われてみれば，確かに自分から後輩へ声をかけることが増えたように感じます． 恥ずかしい話ですが，今までは，何か困っている様子の後輩を見ても，段取りが悪いとか，要領が悪いと思うだけで見て見ぬふりをしていたことが多かったと改めて気づきました．
11	でも，上野さんが，ただ見て見ぬふりしていたわけではなく，何か理由があったのではないですか．	そうなんです．段取りや要領の悪さは，その人の問題だから，困っているのをすぐ助けてしまったら，その人のためにならないと思っていたのです．

事例３　部署内のチームワークが悪い　117

	主任	上野さん
12	"思っていた"ということは，今は何か思いに変化があったということですね．	はい．困っている人に声をかけるのは，必ずしも相手を甘やかすことにはならないと気づきました． 私自身，過去に困ったときに何度も先輩が声をかけてくださり，サポートしていただきましたが，サポートしてもらった後は，どうしたら先輩のように，すみやかに問題を対処できるようになるのか考えるきっかけになっていたと思います． サポートすることが甘やかすことになるわけではないと気づきました．
13	相手の気づきを引き出すサポートの方法があるということですね．	今まで，たくさん先輩方からサポートしていただいていたのに，自分は後輩に対してサポートの出し惜しみをしていたのです．
14	サポートの出し惜しみですか．上野さんには，後輩を**サポートする力がたくさん埋蔵されていそうですね**．今後どのように後輩のサポートに携わっていきますか．	私の中に後輩をサポートする力が埋蔵されていると聞いて，私の中に宝の山を発見した気持ちになり，うれしくなってきました．自分のことだけで精一杯だった度量の狭さを反省していたのです． まずは，困っている様子の後輩がいたら，進んで声をかけていこうと思います．そしてどうしたら問題が解決できるのか，後輩と一緒に考えていこうと思います．
15	私は主任として，チームの中に上野さんのような看護師がいることを，とても頼もしく思います．	以前は，要領の悪い仕事をしている後輩と給与がさほど差がないことについて不満に思っていました．後輩ができていないことばかり気にしていて，仲間をサポートするという自分の役割ができていないことに気づいていませんでした． これからは，後輩の成長は自分自身の成長だと思って，後輩指導に取り組みます．

▶コミュニケーションのポイント

3：個人面談後のフォローを行っている．

9：後輩指導について行動開始して2週間が経過し，できたことだけでなく，

できなかったことも含めて振り返る質問を投げかけ，さらに上野さん自身の気づきを引き出している．

14：サポートの出し惜しみをしていたと反省していた上野さんに対して「出し惜しみ＝サポートする力が埋蔵されている」と表現したことで，上野さん自身がサポートする力はもっているのに，その力を使おうとしていなかったと自分の中のリソースに気づくことができた．その結果，主体的に後輩指導に取り組む意欲を増大させ，行動の継続につながった．

15：上野さんが今まで不満に思っていたことを自分の責任に引き寄せて考えられるようになったことで，自ら過去の不満を次のステップの一歩に変化させることができている．

3回のセッションの振り返り

▶ 発端
部署内のチームワークが悪い．

▶ 各セッションの意図
①**導入**：個人面談の〈セットアップ〉．個人面談の目的を明確にして，中堅ナースに求められる役割について意識づけを行った．

②**個人面談**：中堅ナースの役割について面談で話している過程で，視点の転換が行われている．後輩に対して指導をしようとしてこなかった自分自身のありかたに気づき，後輩の要領の悪さは後輩自身の問題と捉えていた上野さんの視点が，後輩の仕事の結果は自分の責任でもあると変化している〈視点の転換〉．

③**個人面談の2週間後**：後輩指導にかかわっていく過程の中で，自分自身が先輩から指導を受けてきた体験を振り返り，自己の成長は先輩方からのサポートでさらに促進されていたことに気づくことができた．その結果，上野さんの意欲が高まり，主体的に後輩指導を継続する動機づけにつながった〈行動の継続への動機づけ〉．

▶到達点

　上野さんが，中堅ナースの役割を意識するようになった結果，チームの中で後輩指導にあたる意欲が高まり，主体的に具体的な行動を開始することにつながった．

　上野さんの後輩に対する態度が，批判からサポートに変化したことで，後輩との関係が円滑になり，チームの中で助け合う精神が育まれ，今後チームワークが強化されていくことが期待できる．

---

column　批判する人と学ぶ人

　後輩の仕事の要領が悪い，主任が話を聞いてくれない，他の人のミスで叱られた，患者さんから激怒されたなど，実際の医療の現場では困った状況が日々発生する．困った状況に対して「自分は悪くない」「主任が悪い」「こんなに自分はがんばっているのに，わかってもらえない」など批判的な反応をしているスタッフはいないだろうか．

　困った状況下にある人の反応には"批判する人"と"学ぶ人"の2通りがある．

　学ぶ人は，この件から自分は何を学べるだろうかと考え，新たな解決策や可能性を見つけることができる．

　看護管理者は，スタッフが批判する人になっていることに気づいたら，学ぶ人になるための質問をして，批判する人から抜け出すサポートをすることが大切である．

第5章｜事例で学ぶコーチングマネジメントの実際

事例4 言いわけが多いベテラン看護師

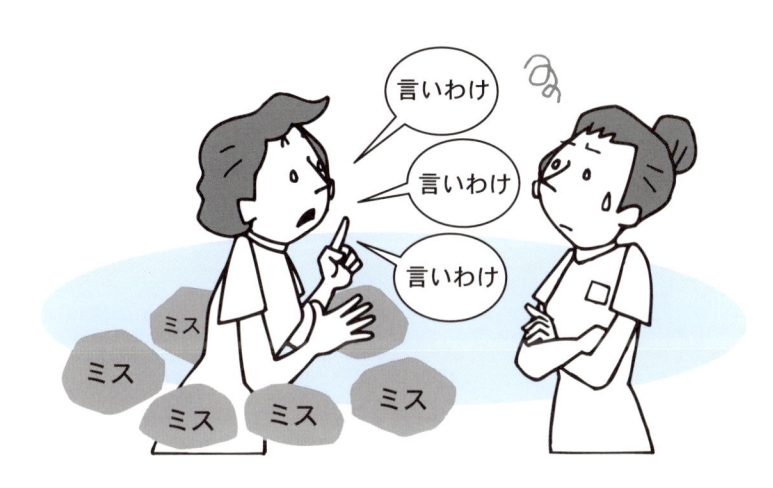

　山田さん（仮名）は，看護師としての実務経験が通算15年目の"ベテラン"の看護師である．最初の12年は内科や外科病棟で勤務し，主任としても1年の経験がある．1年間の育児休暇を経て，眼科外来に配属されて3年目．育児休暇後，正職員として復帰したが，育児と仕事の両立がむずかしく，2年前から週4日のパート勤務になっている．

　3年前に眼科外来へ配属されて以降，処置を待っている患者を忘れ長時間待たせてしまったり，外来手術の予定時間の変更を患者に連絡するのを忘れたなど，うっかりミスが多い．ミスが発覚した際に，「他にも処置が必要な患者さんがいたから待ち時間が長くなったが，忘れていたわけではない．予約時間よりも早くきた患者さんが悪い」「予約時間変更の電話連絡を2日前にしたが，不在だった」など言いわけが多いため，医師と同僚看護師から苦情があがっている．

　看護師長は，山田さんがミスを受けとめ，起こった問題から学び，今後に

活かせるようになるために山田さんに話しかけた．

場面1 外来終了後

	看護師長	山田さん
1	山田さん，お子さんの風邪の具合はいかがですか．	一昨日は早退させていただいてありがとうございました． おかげさまで改善し，今日から，いつも通り保育園に行っています．
2	それはよかったです． 山田さんもお疲れのことでしょう． ご自分の体も大事にしてくださいね．	ありがとうございます． 看護師長にもお子さんがいらっしゃるのに，自分ばかり休むことが多くて申しわけなく感じています．
3	私の息子はもう中学生で，体も丈夫になりました． 息子が小さいころは，肺炎で緊急入院したこともあり，仕事を辞めるか真剣に悩んだ時期もありましたよ．	なんでも楽々できているように見える看護師長でも，育児と仕事の両立に悩んだことがあったのですね．私もがんばります．
4	ところで，一昨日，霰粒腫切開を行った患者さんから，処置の後，術後の生活の注意点について説明があると言われて30分以上待ったのに声がかからないと苦情があったそうです． 山田さんが一昨日早退する前に担当していた患者さんだと思いますが，何かご存知ですか．	えっ！ そんなことがあったのですか．処置の直前に，子どもが熱を出したという連絡を受けたのです． 切開終了後，「後は私がやっておくから，早く迎えに行ってあげて」と担当医の先生が言ってくださったので，お言葉に甘え早退させていただきました． 術後の説明はてっきり先生がしてくださったのだと思っていました． そんなことなら，自分で説明してから早退したのに……．
5	担当医の先生にも，小さいお子さんがいらっしゃるから，子どもをもつ職員にご理解があるのでしょう． 山田さんを気づかってくださったのですね．	今から思うと，先生は器具の片づけだけをしてくださると言っていたのかもしれませんね． これからは，人の厚意に甘えずに，全部自分でするようにします．

	看護師長	山田さん
6	部門を超えて，困ったときに助け合えることは素晴らしいことです．先生のご厚意をありがたく受けたことが悪かったわけではないですよ．	そうですね……．あのときは，その他にも処置が続いていて，他のナースに頼めたらそうしていましたが，それぞれ忙しく動いていて，くわしい申し送りをする時間はなかったのです．
7	いろいろなことが重なっていたようですね．	はい．処置の予定が多すぎるのも原因だと思います．処置の予定を詰め込みすぎですよ．現状のペースで処置の件数を行うのなら，看護師を増やしてほしいです．
8	人員を増やすことも対応策の一つではありますが，増員の他にもできることはありませんか．忙しい現場の中でミスを減らし**安全で質の高い医療を提供するために何ができるか**について，明日改めて話し合いませんか．	はい．わかりました．私も，**働きやすい職場にしていきたい**と思っているので，喜んで協力します．

▶コミュニケーションのポイント

- **4・5・6・7**：看護師長は，起こった事実について確認しているが，山田さんは起こった事実に対する自分自身の見解を弁明している．
- **8**：看護師長は，安全で質の高い医療を提供するために何ができるかについて話しているが，山田さんは働きやすい職場にしたいと話している．看護師長と山田さんの問題に対する捉えかたの違いが表れている．

場面2 翌日

	看護師長	山田さん
9	山田さん，日常の現場の中で，どんなときにミスが起きやすいですか．	予定外で緊急処置があったときや，急な欠勤者があるときは，ミスを起こしやすいと思います．
10	緊急処置や欠勤者があったときは，確かにミスのリスクは高くなりますよね． 今までに起こった事例を見ると，緊急時や欠勤者があったとき以外に発生していることのほうが多いようですが，どう思いますか．	処置が立て込んでいて業務が煩雑になるときも，ミスが起こりやすいと思います． 少ない職員で，たくさんの処置に対応するために，いつも走りまわっています．
11	業務量の多さが，ミスを誘発していると感じているようですね． その他にも，先日山田さんが早退したときに，担当医の先生が術後の説明をしてくださると思い込んでいたように，思い違いや思い込みからミスにつながることもありますよね．	そうかもしれません……． 勘違いすることは誰にでもあることだと思います．
12	山田さん，今日の山田さんと話していて，私が感じたことをお話ししてもいいですか．	はい．何でしょうか．
13	山田さんがかかわったミスについて話しはじめると，山田さんの表情が硬くなり，口数が減っています．山田さんがミスについて触れてほしくないと思っているように感じました．	そうかもしれません． 看護師長から責められているわけではないと，わかっているのですが，自分がかかわったミスの話は居心地が悪くなります．
14	誰でも自分のミスについて話すのは気が重いことですよね．	そう思います． 主任経験もあり，看護師として経験も長いのに，**ミスをして看護師長から指導を受けているなんて，恥ずかしいことです．**

看護師長	山田さん
15　山田さんは，**ベテランナースがミスをすることは，恥ずかしいことだと**思っていたのですね． 私もミスをすることがあります．誰でもミスをする可能性があるのです． 大事なことは，起こったミスから学び，次に活かすことです．	振り返ってみると，私はどうしたらミスをなかったことにできるか，がんばっていたように思います． 先日の患者さんの術後説明の件でも，担当医の先生や，処置が多くて忙しかったことを理由にして，自分は悪くないって，言いきかせていたのかもしれません．自分の弱さが，恥ずかしくなってきました．
16　自分の中の弱さを見つめることができる山田さんは，真の強さをもっている人だと思います． 山田さんは，今回の件についてどう対応していきますか．	冷静に考えてみると，処置が多いのはいつものことですし，今回の件は，子どもが熱を出したと聞いて慌てた私が，術後説明のことまで気がまわらなかったことで起こったように思います． まず，早退した日に，代わりに術後説明をしてくれたナースと先生に，感謝の気持ちを伝えたいと思います．そして，忙しいときや慌てているときでも，申し送りを確実に行うにはどうしたらよいかについて，話し合っていこうと思います．

▶コミュニケーションのポイント

9・10・11：山田さんは，ミスの原因が外部環境によるものについては活発に意見を述べているが，自分自身の行動に関与する原因についての言及は避けている．

12：看護師長が山田さんに対して感じたことを，相手に許可を得て話したことで，看護師長の言葉を山田さんが受けとめやすくしている．

13：看護師長が，山田さんの表情や声の様子，話しかた，しぐさなど非言語コミュニケーションから，山田さんの感情に気づいたことが，山田さん自身が自分の行動を振り返るきっかけとなった．

14・15：ベテランナースがミスをすることは恥ずかしいという山田さんのビリーフ（p.128の「ビリーフ（belief）」を参照）が会話の中で明らかになっている．

16：看護師長が，自分の弱さと向き合える山田さんを肯定的に捉えている．

その結果，山田さんが，自分のミスに対してフォローしてくれた周囲のスタッフに感謝し，忙しくてもミスが起こらないための行動をしようという動機づけにつながった．

場面3 1か月後

	看護師長	山田さん
17	山田さん，主任が山田さんの出勤時は忙しいときでも，業務が円滑に進むと，ほめていましたよ．	ありがとうございます．自分でも，最近忙しいときでも，心にゆとりをもって業務に臨むことができるようになったと感じています．
18	忙しさに流されず，心にゆとりをもてることは大事なことですよね．どのように心のゆとりをつくれるようになったのですか．	1か月前の出来事から，自分は日々の業務の中で，まわりのスタッフや医師から，たくさんサポートを受けていることに気づいたのです．自分だけが，がんばっているのではないと気づいたら，心にゆとりをもつことができるようになりました．
19	まわりに**感謝する**ことで，心のゆとりが生まれたのですね．最近は忙しいときでも，スタッフからも患者さんからも，おだやかな雰囲気を感じます．	そういえば，最近イライラしている患者さんが少なくなったように感じます．心のゆとりがあることで，以前より患者さんの様子に気を配ることができているのだと思います．
20	「ありがとう」と意識して伝えるようになって，まわりのスタッフからどんな反応がありましたか．	まわりのスタッフからも「ありがとう」と言われることが増えて，忙しいときに自然と声をかけ合って助け合うようになりました．以前のように説明を忘れ患者さんをお待たせしていることが起こっても，スタッフどうしで声をかけ合い，早めに気づけるようになりました．
21	感謝の気持ちを伝えあうことが，**チームワークの強化**につながったのですね．	「ありがとう」って周囲に伝えるようになり，改めてミスしたときに，言いわけが多かったことに気づきました．ミスをフォローしてもらったことに対して「ありがとう」と言う前に「処置が多すぎる」

看護師長	山田さん
	とか「人員が足りない」とか，不満を言っていました． 思い返してみると，ナースの経験が長いのに，ミスをする自分を認めたくなくて，現実から目をそらしていたのだと思います．

▶コミュニケーションのポイント

- **17**：看護師長が主任の言葉を通して山田さんの取り組みの成果を伝えた結果，山田さんの自分自身への気づきが深まっている．
- **18・19・20**：山田さんが周囲のサポートへ気づき，感謝の言葉を伝えるようになったことで得た成果の振り返りを行っている．
- **21**：山田さんは，自分の行動の変化によって，チームに貢献し成果が得られたことを実感した．その結果，今までの自分の傾向に気づくことができた．

3回のセッションの振り返り

▶発端

ミスをしたときに言いわけばかりしているベテランナース．

▶各セッションの意図

①**外来終了後（導入）**：現状の明確化と面談の〈セットアップ〉．仕事と子育ての両立をがんばっている山田さんを肯定的に受けとめてから，起こった問題について，事実を確認している．看護師長は，山田さんとの微妙な意識の違いに気づいており，まずは起こった問題について話し合う面談の場をもつ同意を得た．

②**翌日**：看護師長は，山田さんに対して問題解決を優先するのではなく，言いわけしてしまう山田さんの気持ちに注目している．看護師長が非言語的（ノンバーバル）コミュニケーションを通して気づいたことを山田さんにフィードバックしたことで，山田さん自身がミスを話題にしてほしくないと

いう感情の存在に気づいている．ミスに対して他責から自責とする視点の転換が行われた．その結果，周囲がフォローしてくれたことに対して感謝の気持ちを伝えるという行動開始への動機づけにつながった〈視点の転換〉〈行動開始への動機づけ〉．
③ **1か月後**：山田さんが周囲へ感謝を伝えることで，心の余裕を生み出し，患者満足度の向上やチームワークの向上につながった．成果を実感したことで，ミスに対して言いわけをしていた過去の自分に自ら気づくことができた〈振り返り〉〈行動の継続への動機づけ〉．

▶ **到達点**

　山田さんが自分のミスを自分の責任として捉えられるようになったことで，新たなミスの発生を防ぐことにつながる．また，山田さんが自分を支えてくれる仲間の存在に気づき感謝できるようになったことで，1人でがんばらなくてよいという安心感が心の余裕を生み，その結果，職場の業務円滑化への貢献につながった．

---

column　ビリーフ（belief）

　ビリーフとは，過去の経験や過去に下した判断から，「こうしなければいけない」「こうあるべきだ」というその人がもつ信念や思い込みのようなもののことである．よい方向に捉えれば，がんばって成長していく原動力になるが，悪い方向に作用すると「こうあるべきだ」という思い込みから，他者と衝突したり行動を妨げる要因になることもある．

　事例の山田さんの場合，"ベテランナースがミスをするのは恥ずかしい"というビリーフがあり，言いわけをするという行動がみられていた．悪い方向に作用するビリーフに関して，看護師長と山田さんの会話によって"ベテランでもミスをすることはある"と書き換えることができたことで，山田さんの言動に変化を起こしたと考えられる．

事例5 "燃え尽き"を感じている看護師長

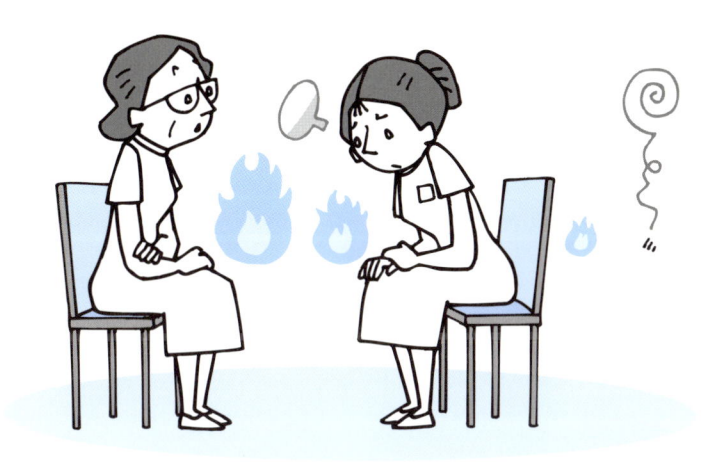

　看護師長2年目の石田さん(仮名)は，温和で誠実な人柄で病棟スタッフから慕われていた．

　しかし，3か月前，隣の病棟の看護師長から「石田師長は，以前よりも忙しくなって話を聴いてくれなくなった」「石田師長と主任は仲が悪い」という声が上がっていると知らされた．そのような声があがるということは，看護師長の力不足だと反省した石田さんは，毎週，主任と話し合いの場をもち連携を強化するとともに，病棟スタッフの話を聴く機会を増やしてきた．しかし，隣の病棟の看護師長からは「まだ3か月前と同じ声を聞く」と言われ，石田さんは深く落ち込んでいる．

　石田さんの先輩である松本看護師長は，石田さんから相談に乗ってほしいと依頼を受けた．

事例5　"燃え尽き"を感じている看護師長　129

場面1 ある日の午後

	松本看護師長	石田さん
1	石田さん，相談があるということですが，どうなさいましたか．	最近，自分は看護師長に向いていないとつくづく感じるのです．
2	深い悩みがあるようですね．仕事熱心な石田さんが，最近元気がない様子だったので気になっていました．	ご心配かけてすみません．看護師長になって1年半，自分なりにがんばってきたのですが，リーダーシップをとるということは，むずかしいですね．
3	どんなときに，リーダーシップをとるのがむずかしいと感じますか．	3か月前に隣の病棟の看護師長から，私と主任の仲が悪く，言っていることが違うので，スタッフが戸惑っているという声が上がっていると聞いたのです．実際には仲が悪いとは思っていなかったので，心底驚きました．事実はどうであれ，スタッフに仲が悪いと感じさせているのだと反省して，以前よりも主任とコミュニケーションの場を増やし，この3か月間連携強化に努めてきました．しかし仲が悪いという噂は今も続いているようです．
4	実際は仲が悪くはないのに，周囲は仲が悪いと感じているようだということですね．石田さんと主任の仲が悪いと，スタッフにどんな影響があると思いますか．	上司の仲が悪いと，職場の雰囲気が悪くなり，チームワークが乱れます．
5	上司の仲は，チームワークにも影響を及ぼすと感じているのですね．それでは，**今のチームワークの状態**についてどう感じますか．	全体的に見れば，悪くはないと思います．一部の看護師は，休暇が取りにくいことや昇給の幅が少ないという待遇面での不満を感じている様子ですが，業務の面ではチームで協力しようという意識が高く，自主的に勉強会を開催し，自ら学ぶ意識も高いと感じています．

松本看護師長	石田さん
6 チーム全体の学ぶ意識が高いということは素晴らしいことですね. 石田さんは,チームとして連携がとれていると感じているようですね.	確かに,チームとしては,それほど大きな問題はないと思います. 私と主任の仲について否定的な意見が出ていると聞いて,そのことばかり気にしていました. 主任との仲のことだけでなく,最近,私が忙しくて,「あまり話を聴いてもらえない」という声も上がっていたそうです. 考えてみれば,否定的な意見がない状態が望ましいわけではないので,改めてチームの状態についてどのように感じているのか,スタッフの話を聞いてみようと思います.

▶コミュニケーションのポイント

4:上司の仲が悪いと,病棟スタッフにどんな影響があるのかという問いかけにより,実際のチームの現状について石田さんが考えはじめるきっかけとなっている.

5・6:否定的な意見に気をとられている状態から,チームの現状について客観的に捉えるために,病棟スタッフの話を聞いてみようという意識の変化につながっている.

場面2 2週間後

松本看護師長	石田さん
7 石田さん,あまり元気がない様子ですね. 疲れているように見えますよ.	ご心配かけて申しわけありません. この前,松本師長さんと話した後,チームの看護師の数名から,それぞれ個別に話を聞いてみたのですが,何だか自分の心が虚しくなってきました.
8 それぞれの看護師と話してみて,どんなことを感じましたか.	皆それぞれ与えられた業務についてがんばっているのですが,ちょっとした愚痴や不満が多いのです.

事例5 "燃え尽き"を感じている看護師長 131

	松本看護師長	石田さん
		医師の態度が横柄だとか，日によって主任の機嫌が悪いときがあるとか，新人看護師の仕事の要領が悪いことなどを話してくれて，「師長さん何とかしてください」と頼まれるのですが，私の仕事は，愚痴や苦情の処理係ではないのです． それぞれが自分で問題解決するように促すと，「師長は困っているときに何もしてくれない」という新たな不満が生じるのです．
9	石田さんは，看護師長として病棟スタッフの成長を意図してかかわっていますが，その思いが伝わっていないと感じるのは苦しいですよね．	相手の成長や行動の促進を願って話を聞くのですが，愚痴や不満ばかりで，その話を聞くことに意味があるのか疑問に思います． 話を聞いても文句を言われるし，聞かなくても不満が生じるのです． 看護師長の仕事が虚しくなってきました．このまま看護師長を続けていけるか自信がありません．
10	石田さんは，どんな人が看護師長に向いていると思いますか．	人望があること，リーダーシップがとれること，困難に負けない精神力があること，人の痛みがわかる人，決断力がある，行動力がある，人の意見を聞くことができる人，自分への厳しさがある人など，考えはじめると，いろいろありますね．
11	石田さんの話を聞いていて，芯の強いリーダー像が浮かんできました．人の意見を聞けることを条件の一つにあげていましたが，聞くことに疑問を感じてはいても，意見を聞くことは大事なことだと思っているようですね．	そうですね． 愚痴や不満を聞くことに利点はあまりないと思いますが，前向きな意見や要望は聞いていくことが必要だと思います． 愚痴や不満も，何かに問題を感じて言っているということだから，愚痴や不満を，問題解決へ向かう視点に変換できればよいのだと思いますが，問題解決しようと行動する人は，ほとんどいないのが現状です．

	松本看護師長	石田さん
12	愚痴や不満を言うだけの人と，問題を解決しようと行動する人の違いはどこにあると思いますか．	愚痴や不満を言うだけの人は，問題に対して受け身でいることが当たり前になっているのだと思います． たとえば，患者さんからクレームが増えたのは医師の態度が悪いからだ，残業が増えたのは新人看護師の仕事の要領が悪いからだ，というように，愚痴を言う人は起こった問題の原因は，医師や新人看護師にあると考えます． 一方で，問題を解決しようと行動する人は，寄せられたクレームに対して自分は何ができるのか，新人看護師の業務効率を上げるにはどんなかかわりをしていこうかと，自分の責任に引きつけて行動できるという違いがあると思います．
13	石田さんは，愚痴や不満が多いことについて悪いことだと感じているようですね．	愚痴と不満ばかり聞いていると気持ちが暗くなってくるのです．確かに，愚痴や不満は悪いことだと感じているのだと思います．だから私の前では，スタッフは愚痴や不満を言えずに，隣の看護師長にこぼしていたのかもしれません……． 大事なことは，愚痴や不満を言わないようにさせることではなく，愚痴や不満を率直に話せるチームの雰囲気をつくることだと思います．
14	愚痴や不満を話せるチームの雰囲気をつくるためには，どんなことができそうですか．	何かできることがあるのか，どうしたらよいのか，今の自分にはわからないのです．
15	**もし，今のチームの現状の中で，石田さんが1か月後に関連病院に転勤になるとしたら，何をしたいですか．**	あと1か月で転勤になるとしたら……，主任がどれだけチームの一人ひとりを大切に思っているのかをスタッフに伝えていきたいと思います． 考えてみれば，私と主任の仲が悪いと言われて，自分のことばかり気にしていましたが，主任とスタッフの間にも分かり合えていない溝があるのだと思います．

	松本看護師長	石田さん
16	主任とスタッフが分かり合えるようにしたいと思っているのですね.	スタッフは主任に, がんこで冷たい印象をもつことがあるようですが, 内面は向上心や仕事への情熱があり, チームへの愛情も深い人です. チームにとっては, 主任という一番現場に近いリーダーと, 深い信頼関係を築けることが大切だと思います.
17	転勤にならなくても, 現状のチームの中で実際に取り組めることがありそうですね.	まずは私が主任を信頼していることと, 主任がチームの1人ひとりを大切に思っていることを, スタッフに伝えていきたいと思います. そして愚痴や不満を率直に話すことができるチームの雰囲気をつくるために, まずは今のチームの現状をどう思っているのか, 主任と率直に話してみたいと思います.

▶コミュニケーションのポイント

⒔：松本看護師長が石田さんの様子から感じたことをフィードバックしたことで, 石田さんは自分の気持ちを語りはじめている. 自分の思いを語る中で, 石田さんは自分が真に望んでいるのは愚痴や不満をなくすことではなく, 愚痴や不満を話しやすいチームの雰囲気をつくることだと気づくことができた.

場面3 1週間後

	松本看護師長	石田さん
18	その後, 主任と話してみていかがでしたか.	いろいろご心配おかけしました. 先週, 主任と話す機会をもつことができました.
19	石田さんの明るい表情を見ると, 主任と充実した話し合いをもつことができた様子ですね.	はい. 改めて主任と話してみて, 今まで無意識に主任に対して気をつかい遠慮していたことに気づきました.

	松本看護師長	石田さん
		主任の看護師としてのキャリアは，私と同じですが，私のほうが早く看護師長に昇進しました． 同期ですが，私が上司という立場にあることで，私の中に主任に対して，気をつかい遠慮する部分があって，それが病棟スタッフに主任と仲が悪いのではないかと感じさせたのかもしれません．
20	主任と今後，どんな関係になりたいですか．	再び仲が悪いという噂が流れた場合でも，噂について笑って話せるくらい，率直に話せる間柄になりたいと思います． 今回，自分が看護師長に向いていないのではないかと真剣に悩んだことも，思いきって主任に話してみました．主任は，私がそれほど悩んでいることに気づいていなかったと驚いていました． 「頼りない看護師長だ」と，あきれられるのではないかと心配していたのですが，逆に悩んでいたことを話してくれて「うれしい」と言ってくれて，主任との距離が縮まったように感じます．
21	不安や悩みを率直に話せたことが，主任との距離が縮まることにつながったのですね．	今回，主任に自分が悩んでいたことを話しただけでチームの状況はまったく変わっていないのに，気持ちが軽くなり，看護師長としてできることは，まだあるのではないかと思えるようになりました． **自分の思いを人に聞いてもらうということは気持ちを整理するうえで重要なことですね．**
22	愚痴や不満を話しやすいチームの雰囲気をつくるために，今後主任とどのように取り組んでいきますか．	主任と相談して，毎週金曜日に30分間，2人でミーティングをすることにしました． 主任から，がんばっている病棟スタッフの様子や元気がないスタッフのことについて聞いていこうと思います．

松本看護師長	石田さん
	そして，次の1週間で，「主任が○○さんのことを，ほめていましたよ」「最近，片頭痛がひどいそうですね」と声をかけてまわりたいと思います．主任がチームメンバーの1人ひとりのことを気にかけているということを伝えていきたいです． 愚痴や不満を話しやすい雰囲気をつくるためには，日ごろのコミュニケーションの積み重ねが大事だと思うのです．

▶ **コミュニケーションのポイント**

[21]：石田さんは「自分の思いを人に聞いてもらうということは気持ちを整理するうえで重要なこと」と語っている．その言葉には，自分の思いを語るだけでなく，主任に自分の思いが伝わったという実感がこもっている．コミュニケーションを通して石田さんと主任の関係性が深まっていることがうかがえる．

3回のセッションの振り返り

▶ **発端**

看護師長の"燃え尽き"．

▶ **各セッションの意図**

①**ある日の午後(導入)**：主任との仲が悪いという噂を気に病んでいた石田さんに，松本看護師長がチームの現状についてどう感じているのか問いかけることで，実際の問題はどこにあるのか現状の明確化に向けて行動を促進させている．

②**2週間後**：愚痴や不満が蔓延しているチームの現状について改めて認識した石田さんは，現状の打開策が見いだせず苦悩していた．行きづまっていた石田さんに，1か月後に転勤するならどう行動するのかという視点を転

換する質問を投げかけたことで，主任と病棟スタッフの信頼関係を深めるために，看護師長として何ができるかについて気づきを導くことになった〈現状の明確化〉〈視点の転換〉．
③**1週間後**：松本看護師長との会話の過程で，石田さんが主任に対して遠慮する気持ちの存在に気づき，率直に主任に自分の悩みを話してみたことで，コミュニケーションが深まり連携が強化された〈振り返り〉〈行動の促進への動機づけ〉．

▶到達点

今後，石田さんが主任の気づきをもとに，チームメンバーとコミュニケーションを重ねていくことで，主任と病棟スタッフとの信頼関係が深まるのと同時に，看護師長と主任，看護師長とスタッフとの信頼関係も深まり，愚痴や不満に対し，視点を変え行動することのできる組織に変革していくことが期待される．

視点を変える質問について

今回の事例において，現状に行き詰まっていた石田さんに松本看護師長が「もし，今のチームの現状の中で，石田さんが1か月後に関連病院に転勤になるとしたら，何をしたいですか」(セッションの15)と視点を変える質問をしたことが，石田さんの意識と行動に変革を起こしている．あと1か月という期限をつけることで，主任と病棟スタッフの信頼関係を深めるために，看護師長として何ができるかという具体的な行動を見いだすことができた．

このように質問には，クライアントの考えが行きづまったときに視点を変える働きがある．質問により異なる角度から物事を見つめることができるようになることで，行動を起こすための新しいアイデアを得られる．

どのようなときに視点を変える質問をするか？

- クライアントが状況に対して傍観者や被害者の立場にいるように見えるとき．
- クライアントが自分で気づかずに限界を設定しているように見えるとき．
- クライアントにとって本当に大切なこと（もの）を明らかにしたいとき．

　視点を変える質問をつくる軸として，立場，時間，状況などがあり，以下の例のように，それぞれを動かしてクライアントに考えさせる．

● 傍観者や被害者になっている立場を変える
「あなたが院長だったら，今回の件についてどのように思いますか」
「あなたがカリスマ看護師長だったら，今回の問題についてどのように対処しますか」
「あなたのスタッフは，あなたの仕事をどう思っていると思いますか」
「10年後，今の自分がどのように見えると思いますか」

● 設定している限界を超える
「絶対に失敗しないとしたら，何をしたいですか」
「何でも手に入るとしたら，何を思い浮かべますか」
「半分の時間でやるとしたらどんな工夫ができますか」

● 大切なこと（もの）を明らかにする
「5年後のあなたは，何をしていると思いますか」
「半年後に雑誌の取材を受けるとしたら，どんなことを語りたいですか」
「来年，地球が滅亡してしまうとしたら，何をしておきたいですか」

索引

あ

- アイスブレイク　9, 18, 38, 96
- アイデア　45
- アカンタビリティ　14
- アクノリッジ　38, 80, 87
- アサーション　38, 100
- アサーティブ・コミュニケーション　103
- アップセット　38, 97
- アナライザー　38, 40
- アンテナを立てて聞く　68
- 言いわけ　121
- 委員会　52, 54, 55, 106
- 育成（部下の）　46
- 意見をフォローする　43
- 医療―介護連携　34
- 医療現場のハラスメント　93
- 医療チーム　32
- 医療面接　8
- 運営（ミーティング）　84
- 栄養管理実施加算　77
- 栄養サポートチーム　76
- エビデンス　38
- エンジェルアイ　38, 97

か

- 会議　42, 111
- ――の司会　64
- 介護予防　10
- 概念化能力　16
- 看護管理　15, 18
- 看護師長　15, 129
- 患者関係過多症　36
- 感情コントロール　102
- 管理者　22
- 聞く　18, 82, 101
- ――スキル　78
- 　アンテナを立てて――　68
- 基準値　35
- 議題　107, 108
- 基本的欲求　103
- キャッチボール　40
- 急性期病院　34
- 教員研修　6
- 業務遂行能力　16
- 共有（情報の）　80
- グループコーチング　18
- ケアレスミス　50
- 計画の推進　49
- 継続性　4, 6
- 研修　95
- コーチ　22, 38
- 　――型教員　6
- 　――型リーダーシップ　75, 76, 77, 89, 90
- コーチング　4

｜　――研修プログラム　　　12
｜　――授業　　　10
｜　――セッション　　　23
｜　グループ――　　　18
｜　ピア――　　　23
コーチングフロー
　　　　　　　9, 21, 38, 58, 88
｜　――の使いかた　　　60
｜　――の目的　　　59, 60
心の地雷　　　99
個別性　　　4, 7
コミュニケーション　　　5, 36
｜　――スキル　　　10
｜　――スタイル　　　20, 40, 90
｜　――チャンネル　　　19
｜　――の分類　　　5
｜　ノンバーバル――　　　127
｜　非言語的――　　　127
コンセプチュアルスキル　　　16
コントローラー　　　38, 40

さ

再確認（目的の）　　　81
在宅診療　　　34
サポーター　　　38, 40
司会（会議の）　　　64
自己効力感　　　8
自己成長感　　　36

仕事　　　44, 46
｜　――の進捗状況　　　46
｜　――の達成状況　　　44
｜　――の目標　　　44
自己否定感　　　36
志事　　　96
指示命令型リーダーシップ
　　　　　　　75, 77, 89
質問　　　11, 18, 40, 67, 69
｜　――のスキル　　　78
｜　――の前提　　　69
｜　――のポイント　　　70
｜　――の方法　　　69
｜　視点を変える――　　　46, 138
｜　戦略的な――　　　46
視点を変える質問　　　46, 138
シャンパンタワーの法則　　　38, 98
収束　　　88
承認　　　11, 18, 40, 67, 68, 69, 80,
　　　　　87, 102, 103
｜　――のポイント　　　69
｜　――の方法　　　68
情報　　　40
｜　――の共有　　　80
職員面談　　　60
女性医師支援センター　　　30
女性医療人支援センター　　　30
ジョハリの窓　　　38, 97

神経言語プログラミング	96	多職種連携システム	18
神経難病	8	達成状況（仕事の）	46
人材の確保	28	チーム医療	2, 32
進捗の遅れ	48	──加算	31, 33
診療群分類包括評価	33	──事業	12
推進（計画の）	49	──推進協議会	31
スキル	78	チーム加算	31
聞く──	78	チームリーダー	51
質問の──	78	チームワーク	114
脊髄小脳変性症	8	使いかた（コーチングフローの）	
接遇	109		60
セッションログ	72	提案	11, 67, 81
──の例	72	──の前提	70
セットアップ	127	──のポイント	70
前提	69, 70	──の方法	71
質問の──	69	テクニカルスキル	16
提案の──	70	テレコーチング	8, 9, 38
センテナリアン	56	トップダウン型	75
戦略的な質問	46	トップマネジメント	17
双方向性	4	ドラッカー	74
組織横断的プロジェクト	53		
育てる（リーダーシップを）	47	**な**	
		ナイチンゲール	27
た		入院基本料	28
第一感情	99	人間関係能力	16
退院指導	34	ノンバーバル・コミュニケーション	
第二感情	99		127
タイプ分け	20, 38, 40, 96, 101		

は

発言を促す　43
ハラスメント　38, 93
　医療現場の——　93
パワーハラスメント　92
パワハラ　92
ピアコーチング　23, 38
非言語的コミュニケーション
　　127
ビジョン　18
批判　120
ヒューマンスキル　16
病院経営　26
病院組織　74
　——のマネジメント　74
病棟ラウンド　78, 79
ビリーフ　125, 128
ファシリテーション　17, 38
ファシリテーター　84
フィードバック　67, 71, 80
　——を受ける方法　71, 72
フォロー　81
　ミスの——　50
部下の育成　46
プレコーチング　9, 38
ぶれない軸　104
フローレンス・ナイチンゲール
　　27

プロジェクト　52
　組織横断的——　53
プロモーター　38, 40
分類（コミュニケーションの）　5
ペーシング　11, 38, 67, 68, 88
　——のポイント　68
　——の方法　67
勉強会　83
ポイント　68, 69, 70
　質問の——　70
　承認の——　69
　提案の——　70
　ペーシングの——　68
方法　67, 68, 69, 71, 72
　質問の——　69
　承認の——　68
　提案の——　71
　フィードバックを受ける——
　　71, 72
　ペーシングの——　67
訪問看護ステーション　34
保険加算　31

ま

マグネットホスピタル　30
マズロー　103
マネジメント　2, 15, 42, 74
　トップ——　17

病院組織の――	74	コーチ型――	
ミドル――	16, 17		75, 76, 77, 89, 90
ロワー――	17	指示命令型――	75, 77, 89
マネジャー	22	リーダーシップを育てる	47
ミーティング	84	リクエスト	81
――運営	84	離職率	28, 94
ミスのフォロー	50	離乳食勉強会	83
ミドルマネジメント	16	リフレイン	18, 38
メディカルコーチ	38, 101, 105	臨床能力欠乏症	35
メンタルヘルス	92, 94	例（セッションログの）	72
――ケア	92, 94	連携	53
――障害	94	ロワーマネジメント	17
メンタルマネジメント	92		
面談	42, 115		
燃え尽き	129		
目的	59, 60, 81		
――の再確認	81		
コーチングフローの――	59, 60		
目標（仕事の）	46		

A・C

accountability	14
communication skill	10
CS	10, 37

や

要望	40

D

DESC法	37, 100
DPC	33

ら

ラインケア	38, 104, 105
ラウンド（病棟）	78, 79
リーダーシップ	2, 51, 75

E・F

EQ	37, 99
FD	24, 37

H・I

h-MBA　　26
If Live to Be 100　　56

M

MBA　　26
MCTP　　12, 37
medical coach training program
　　12

N

NLP　　37, 96
NST　　76

S

sense of performance
　expectancy　　11

看護管理者のためのコーチング実践ガイド
臨床を動かすリーダーシップ　　ISBN978-4-263-23579-9

2013年8月10日　第1版第1刷発行
2015年10月15日　第1版第3刷発行

編　著　出　江　紳　一
　　　　坪　田　康　佑
発行者　大　畑　秀　穂

発行所　医歯薬出版株式会社
〒113-8612　東京都文京区本駒込1-7-10
TEL.(03)5395-7626(編集)・7616(販売)
FAX.(03)5395-7609(編集)・8563(販売)
http://www.ishiyaku.co.jp/
郵便振替番号 00190-5-13816

乱丁，落丁の際はお取り替えいたします　　印刷・あづま堂印刷／製本・愛千製本所
Ⓒ Ishiyaku Publishers, Inc., 2013. Printed in Japan

本書の複製権・翻訳権・翻案権・上映権・譲渡権・貸与権・公衆送信権（送信可能化権を含む）・口述権は，医歯薬出版(株)が保有します．
本書を無断で複製する行為（コピー，スキャン，デジタルデータ化など）は，「私的使用のための複製」などの著作権法上の限られた例外を除き禁じられています．また私的使用に該当する場合であっても，請負業者等の第三者に依頼し上記の行為を行うことは違法となります．

JCOPY ＜(社)出版者著作権管理機構 委託出版物＞
本書をコピーやスキャン等により複製される場合は，そのつど事前に(社)出版者著作権管理機構（電話 03-3513-6969，FAX 03-3513-6979，e-mail：info@jcopy.or.jp）の許諾を得てください．